Como acalmar sua mente

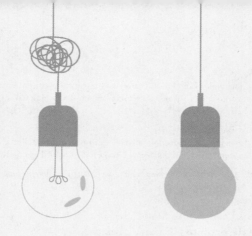

Como acalmar sua mente

Presença, produtividade e paz em tempos ansiosos

Chris Bailey

tradução
Maria de Lourdes Sette e Augusto Iriarte

Benvirá

Copyright © Chris Bailey, 2023

Todos os direitos reservados, incluindo o direito de reprodução integral ou em parte, em qualquer forma. Esta edição é publicada conforme acordo com a Viking, um selo da Penguin Publishing Group, uma divisão da Penguin Random House LLC.

Copyright © 2023 by Chris Bailey

All rights reserved including the right of reproduction in whole or in part or in any form. This edition published by arrangement with Viking, an imprint of Penguin Publishing Group, a division of Penguin Random House LLC.

Título original: *How to calm your mind: finding presence and productivity in anxious times*

Direção executiva Flávia Alves Bravin
Direção editorial Ana Paula Santos Matos
Gerência editorial e de projetos Fernando Penteado
Edição Estela Janiski Zumbano
Produção Rosana Peroni Fazolari
Tradução Maria de Lourdes Sette e Augusto Iriarte
Revisão Carmem Becker
Diagramação Negrito Produção Editorial
Adaptação de capa Tiago Dela Rosa
Impressão e acabamento Edições Loyola

Dados Internacionais de Catalogação na Publicação (CIP)
Vagner Rodolfo da Silva – CRB-8/9410

B154c Bailey, Chris
　　　　Como acalmar sua mente: presença, produtividade e paz em tempos ansiosos/ Chris Bailey; traduzido por Maria de Lourdes Sette e Augusto Iriarte. – São Paulo: Benvirá, 2023.
　　　　272 p.

　　　　Tradução de: *How to Calm Your Mind: Finding Presence and Productivity in Anxious Times*
　　　　ISBN 978-65-5810-144-4 (Impresso)

　　　　1. Autoajuda. 2. Desenvolvimento pessoal. 3. Saúde mental. I. Sette, Maria de Lourdes. II. Iriarte, Augusto. III. Título.

2022-3489
　　　　　　　　　　　　　　　　　　　　　　　　　　CDD 158.1
　　　　　　　　　　　　　　　　　　　　　　　　　　CDU 159.9

Índices para catálogo sistemático:
1. Autoajuda　　　　　　　　　　　　　　　　　158.1
2. Autoajuda　　　　　　　　　　　　　　　　　159.9

1ª edição, janeiro de 2023

Nenhuma parte desta publicação poderá ser reproduzida por qualquer meio ou forma sem a prévia autorização da Saraiva Educação. A violação dos direitos autorais é crime estabelecido na Lei n. 9.610/98 e punido pelo artigo 184 do Código Penal.

Todos os direitos reservados à Benvirá, um selo da Saraiva Educação.
Av. Paulista, 901, 4º andar
Bela Vista – São Paulo – SP – CEP: 01311-100

SAC: sac.sets@saraivaeducacao.com.br

CÓDIGO DA OBRA 715681　　CL 671087　　CAE 818271

Para a minha família.

Você é o céu. Todo o resto – é apenas o clima.
Pema Chödrön

Sumário

Prefácio: Por que precisamos de calma xi
Capítulo 1 | O oposto da calma 1
Capítulo 2 | A busca por realização 11
Capítulo 3 | A equação do esgotamento 49
Capítulo 4 | A mentalidade de mais 73
Capítulo 5 | Graus de estimulação 103
Capítulo 6 | Jejum de estímulos 133
Capítulo 7 | Prefira o analógico 161
Capítulo 8 | Calma e produtividade 201
Capítulo 9 | Aqui reside a calma 225
Agradecimentos 239
Notas 241

Também por Chris Bailey, publicado pela Benvirá:

Hiperfoco: Como trabalhar menos e render mais

Saiba mais na Conecta, a plataforma de conteúdos digitais da Saraiva Educação: https://somos.in/CASM1.

Prefácio

Por que precisamos de calma

Eu não pretendia escrever este livro. Alguns anos atrás, atingi um estado de esgotamento (ou *burnout*) imenso e, logo depois, tive um ataque de ansiedade quando estava falando para uma plateia de cem pessoas (uma história que compartilharei no primeiro capítulo). Para preservar minha saúde mental, mergulhei de cabeça na ciência que trata do tema da calma: li artigos acadêmicos, conversei com pesquisadores e realizei experimentos em mim mesmo para colocar em prática as ideias que encontrei e tentar acalmar minha mente.

Ganho a vida escrevendo sobre produtividade – e gosto muito do que faço. Em meio ao meu esgotamento e à minha ansiedade, porém, meus pensamentos oscilavam entre inquietação e insegurança. Para começo de conversa, se eu me sentia exausto e ansioso enquanto implementava as estratégias de produtividade sobre as quais escrevia, que direito eu tinha de dar esse tipo de conselho a alguém? Algo estava errado.

Felizmente, depois de me aprofundar nas pesquisas, encontrei uma ideia muito diferente da que eu tinha. A princípio, motivado pela autopreservação, que rapidamente se transformou em uma curiosidade que não consegui saciar, descobri o quanto é incompreendido o estado de espírito que chamamos de calma, se é que ele é mesmo compreendido. Embora seja verdade que é nossa responsabilidade lidar com a ansiedade – o oposto da calma –, muitos dos fatores que a provocam estão *ocultos*, o que dificulta sua identificação e, mais ainda, seu controle.

É bem provável que eu não seja a única pessoa que vem se sentindo mais ansiosa do que o normal. Digito essas palavras em 2022, dois anos após o começo de um período que todos sabemos tem sido especialmente estressante. Se a ansiedade também se infiltrou em você, saiba que não está sozinho e não deve se culpar por isso. Certas fontes de ansiedade (e estresse) são fáceis de identificar, como uma pandemia global, notícias sobre guerra ou um trabalho excessivamente exigente. Mas muitas outras fontes não são óbvias nem aparentes – inclusive as que abordaremos neste livro. Alguns desses fatores incluem o ponto a que somos levados para realizar mais; as inúmeras fontes *invisíveis* de estresse em nossos dias; os "superestímulos" que nos atraem o tempo inteiro; nosso desempenho nos seis "fatores de esgotamento"; nosso "grau de estimulação" pessoal; a quantidade de tempo que passamos no mundo digital em comparação com a que passamos no analógico; e até mesmo o que comemos e bebemos. Essas fontes de ansiedade são os dragões metafóricos que acabei encontrando em minha jornada rumo à calma.

Neste livro, vou abordar essas ideias em detalhe e muito mais. Felizmente, existem estratégias práticas e táticas – em muitas das quais você pode começar a investir imediatamente – que podem ajudá-lo a superar a ansiedade e o esgotamento, ao mesmo tempo em que você recupera a calma.

• • •

À medida que avançava em minha experiência para controlar o estresse e o esgotamento, e, ao mesmo tempo, encontrar a calma eu ficava aliviado ao descobrir que os conselhos sobre produtividade que eu vinha dando não estavam errados. Ainda assim, faltava um aspecto crucial da produtividade.

Os conselhos sobre produtividade funcionam. Os *bons* conselhos sobre produtividade (há muita bobagem por aí) nos ajudam a controlar nosso tempo, nossa atenção e energia, o que libera espaço na cabeça e no calendário para aquilo que vale a pena. Isso enriquece nossas vidas. Também reduz o estresse e nos permite manter o controle das coisas. Tendo em vista tudo que temos de dar conta ao mesmo tempo, tudo isso hoje é mais essencial do que nunca.

Mas também é crucial desenvolver a *capacidade* para a produtividade saudável em nossas vidas e no trabalho. Quando enfrentamos a ansiedade e o esgotamento, nos tornamos menos produtivos sem perceber.

Investir em desenvolver a calma é o caminho para manter e até aumentar nossa capacidade de ser produtivos.

Encontrar a calma e superar a ansiedade nos deixa mais relaxados e confiantes, ao mesmo tempo que nos ajuda a sentir à vontade em nossa própria mente. Construímos um reservatório de energia maior e mais extenso, do qual podemos nos abastecer ao longo do dia. Isso nos permite trabalhar de forma produtiva e viver uma vida boa. Ao trazer mais calma para o nosso dia, investimos no aspecto que faltava e que fomenta nossos esforços – no trabalho e na vida – para nos tornarmos *sustentáveis ao longo do tempo*. Quando encontrei as ideias contidas neste livro, fiquei satisfeito em constatar que elas estavam bem sintonizadas com todos os conselhos sobre produtividade que eu já dava.

Ao longo dessa jornada rumo à calma, meus níveis de produtividade aumentaram dramaticamente à medida que eu ficava menos ansioso e esgotado. Com uma mente calma e clara, consegui escrever e conectar ideias com relativa facilidade; quando, em tempos normais, eu teria escrito poucas centenas de palavras, agora escrevia algumas milhares. Com menos ansiedade, fiquei mais paciente. Escutei com mais atenção e me tornei muito mais envolvido *com quem eu estava e com tudo o que eu fazia*. Meus pensamentos eram claros, minhas ideias, aguçadas, minhas ações, mais intencionadas. Tornei-me mais ponderado e menos reativo, minha mente deixou de ser atormentada por eventos externos. E me conectei com o propósito por trás de minhas ações, o que tornou meus dias mais significativos.

Na prática, os benefícios da calma para a produtividade podem ser imensos. E, independentemente de suas circunstâncias – mesmo se seu tempo, orçamento ou energia são limitados –, é possível atingir a calma. Este livro explora as estratégias que o ajudarão a chegar lá. (Veremos quanto tempo a calma nos economiza no Capítulo 8.)

Isso nos leva a uma conclusão estimulante: mesmo *se* excluirmos os inúmeros benefícios da calma para a saúde mental, vale a pena investir na redução da ansiedade. Uma vez que a calma nos torna mais produtivos, economizamos mais tempo do que gastamos tentando atingi-la.

• • •

Ao longo de minha jornada pessoal, passei a registrar tudo o que aprendia sobre o tema da calma em algo que lembrava vagamente o esboço deste livro. Comecei o processo com relutância, sabendo que precisaria revelar as partes mais desafiadoras e pessoais da minha trajetória. Mas os fenômenos de ansiedade e esgotamento são universais demais para *não serem* abordados. Ao compartilhar minha jornada e as lições que tirei dela, espero desbravar para você também um pouco do caminho para a calma.

Estamos vivendo um momento de ansiedade. E supondo que você não esteja totalmente alienado de tudo que está acontecendo, parece haver muito com que se preocupar. Não vou repetir essas razões (já ouvimos o suficiente sobre os problemas do mundo), mas vale a pena lembrar que é difícil não se sentir ansioso no mundo moderno.

Calma não significa ignorar a realidade. Pelo contrário, ela nos dá a resiliência, a energia e a resistência necessárias para navegar nesse ambiente em mudança constante. Embora eu, inicialmente, buscasse a calma como um meio de superar a ansiedade, passei a vê-la como o ingrediente secreto que me levou a estar profundamente presente em tudo o que faço. E uma vez que a calma nos torna mais produtivos, não devemos nos sentir culpados por investir nela.

Grosso modo, a calma é o oposto de uma solução elegante para aumentar a produtividade. No entanto, assim como o fermento no pão ou a pitada de sal em sua receita favorita, até mesmo *vestígios minúsculos* de calma melhoram nossa vida, ajudam a nos sentir presentes e felizes. Uma porção ainda maior de calma leva a muito mais, permite que nos sintamos focados e à vontade em tudo o que fazemos. A calma nos fornece raízes, tornando-nos mais envolvidos e objetivos em nossas ações. Isso torna a vida mais agradável, ao *mesmo* tempo que economizamos tempo – e o que pode ser melhor do que isso?

No final deste livro, espero que você descubra a mesma coisa que eu descobri: em um mundo ansioso, conquistar a calma é a melhor "solução de vida" que existe.

Capítulo 1

O oposto da calma

Eu não pensava na calma como algo que valia a pena buscar até poucos anos atrás. Normalmente, quando me sinto calmo, é por acaso: quando estou relaxando em uma praia na República Dominicana depois de me desligar do trabalho; cercado por meus entes queridos durante as férias; ou sem qualquer plano ou compromisso no início de um fim de semana prolongado.

Além de ocasiões fortuitas como essas, a calma nunca foi algo que eu tenha procurado ou que considerava atraente o suficiente para buscar, ou até mesmo algo em que eu prestava muita atenção. Foi assim até eu experimentar a total ausência dela em minha vida.

Infelizmente para mim, posso dizer a data exata (e a hora!) em que se tornou evidente que todos os vestígios de calma haviam desaparecido da minha vida; essa constatação surgiu de repente, como uma banheira de ferro fundido furando o chão de um prédio de apartamentos antigo.

Como mencionei no prefácio, eu estava em um auditório quando tudo aconteceu.

A ansiedade, o oposto da calma, afeta cada um de nós de maneira diferente: para alguns, é uma companheira sempre presente; para outros, é algo raro. Para mim, a ansiedade sempre foi uma presença subliminar. Foi nesse dia específico que essa ansiedade latente – que, por vários anos, vinha ficando cada vez mais perceptível à medida que o estresse ligado às viagens de trabalho se acumulava – irrompeu em um ataque de pânico avassalador no palco de um auditório, diante de uma plateia de cem pessoas.

Momentos antes da palestra, aguardando para subir no palco, eu senti... que não estava bem. Minha mente estava a mil por hora. Parecia que eu ia desmaiar a qualquer momento e ter o que parecia ser uma crise de vertigem.

Felizmente, voltei a me concentrar quando meu nome foi chamado.

Ao subir as escadas e pegar o controle remoto do *datashow*, mergulhei de imediato na minha palestra. Um minuto ou dois depois, eu me senti bastante bem, e a tontura havia diminuído. Então aconteceu: uma sensação gigantesca de enfraquecimento invadiu minha mente e meu corpo enquanto eu mergulhava em um poço profundo de nervosismo.

Senti como se alguém tivesse injetado em meu cérebro um frasco cheio de terror líquido. Enquanto eu gaguejava e tropeçava nas palavras – era como se eu tivesse uma dúzia de bolinhas de gude na boca –, gotas de suor começaram a se formar na minha nuca. Meus batimentos cardíacos aumentaram, e senti novamente que ia desmaiar; minha sensação de vertigem de antes da palestra voltou mais uma vez.

Continuei dando minha palestra aos trancos e barrancos, no piloto automático. Agarrando o pódio para não desabar, pedi desculpas à plateia que havia se reunido ali para me ver. Atribuí o suor e a gagueira a um caso grave de gripe, no que acho que eles (felizmente) acreditaram. Para mim, isso também gerou empatia suficiente para que eu terminasse a palestra, embora eu ainda sentisse vontade de desistir, sair do palco e nunca mais voltar. A acolhida do público após o discurso foi apenas morna.

Considerei tudo aquilo uma vitória.

...

Logo após a palestra, cabisbaixo, peguei o elevador até meu quarto de hotel, onde desabei na cama enorme. Com a mente um pouco mais tranquila, repassei os eventos do dia. Aquele tempo todo parecia um borrão, uma sucessão de eventos tão nebulosos e enredados que nada se distinguia nitidamente. Meus punhos se fecharam enquanto eu me empenhava com afinco para reviver meu momento de fraqueza no palco, constrangido só de pensar no que tinha acontecido.

Também repassei na memória a noite anterior, quando cheguei ao hotel.

Ao entrar em meu quarto, após um longo dia de viagem – mais um dia em uma série de muitos outros –, tomei um banho de banheira, uma das minhas maneiras favoritas de relaxar em viagens (isso e a ingestão de uma quantidade substancial de comida, é óbvio). Quando tenho tempo suficiente para ter uma noite de folga antes de uma palestra, quase sempre tomo um banho de banheira, enquanto ouço *podcasts nerds*, aliviado por ter chegado ao meu destino a tempo.

Na noite anterior a essa palestra específica, sentei-me na banheira, perdido em meus pensamentos, enquanto a água esfriava ao meu redor. Meus olhos vagaram pelo banheiro, passaram pelo secador de cabelo enfiado em uma prateleira embaixo da pia, pelos pequenos frascos de xampu e condicionador, com cheiro de rosas e enfileirados, e, por fim, para aquela placa circular de metal na frente da banheira, a meio caminho entre o ralo e a torneira, a qual cobre o ladrão que evita que a banheira transborde.

Nela estava o reflexo do meu rosto, distorcido pela curvatura do metal. Se você, alguma vez, tocou, sem querer, na câmera frontal de seu telefone celular, provavelmente se lembra do choque de ver seu próprio rosto ali refletido. Eu tive essa mesma reação ao meu reflexo naquela placa de metal. Eu parecia desamparado, cansado e, acima de tudo, completamente esgotado.

Eu realmente não estou bem, lembro-me de pensar naquele momento.

Durante anos, até chegar a esse ponto, a produtividade – o tópico sobre o qual eu palestrei naquele dia – tinha sido minha obsessão. Construí minha carreira e, em grande parte, minha vida em torno desse tema. Mesmo enquanto escrevo essas palavras, depois de embarcar na jornada que se tornou este livro, a produtividade continua sendo minha paixão, uma que evoluiu à medida que defini o lugar que ela merece ter em minha vida.

Mas, naquele momento, algo mais se tornou muito óbvio. Por mais importante que esse interesse constante fosse para mim, e apesar dos benefícios de que eu desfrutava por explorá-lo, eu não havia conseguido estabelecer limites para a minha busca pela produtividade. Sentia-me ansioso, esgotado e desgastado, como tantos outros que assumem tarefas demais – talvez como você já tenha se sentido de vez em quando.

O estresse havia se acumulado em minha vida sem nenhuma válvula de escape.

Abandonei o devaneio pré-palestra, levantei-me lentamente da cama, arrumei a mala, troquei a camisa social branca por um suéter de moletom, coloquei os fones de ouvido e, provavelmente um pouco pensativo, caminhei até a estação ferroviária para iniciar meu trajeto de volta para casa.

No trem, tive a oportunidade de aprofundar ainda mais minha avaliação de tudo o que vivi.

Reavaliando tudo

Quando comecei a desconstruir minha situação, uma coisa me deixou perplexo. Sempre achei que algum evento, como um ataque de pânico durante uma palestra, aconteceria porque eu não estava investindo nos cuidados comigo.

Mas eu *estava* cuidando de mim. Eu realmente achava que estava fazendo um bom trabalho nesse quesito!

Existe uma quantidade inacreditável de conselhos por aí sobre como aqueles que trabalham duro podem cuidar de si mesmos. Antes do ataque de pânico durante a palestra, recorri a várias dessas técnicas, inclusive meditava diariamente (em geral, por 30 minutos de cada vez); frequentava retiros de meditação silenciosa uma ou duas vezes por ano; fazia ginástica várias vezes por semana; massagens; ocasionalmente ia para um *spa* com minha esposa; e lia livros, ouvia *podcasts* e até tomava banho de banheira durante minhas viagens – muitas vezes, após me deliciar com uma gostosa comida indiana. Investir nos cuidados comigo mesmo havia servido como contraponto à minha paixão pela produtividade, o que diz respeito, principalmente, a otimizar os benefícios e as vantagens que o trabalho oferece.

Achei que tudo isso seria suficiente – e mais ainda, me considerava sortudo por poder fazer tudo que fazia. Nem todo mundo pode se dar ao luxo ou tem o privilégio de tirar férias de uma semana para se desconectar do mundo em um retiro de meditação, ou tem dinheiro para fazer algumas massagens por mês. Considerando todo o valioso investimento de tempo e dinheiro em cuidados comigo que eu vinha fazendo, fiquei surpreso que uma ansiedade leve tivesse espaço para se transformar em uma crise severa de ansiedade.

Percebi que era preciso ir mais além para realmente encontrar a calma. Isso foi o que acabou me colocando na jornada que se tornou este livro.

• • •

Perto do final de cada ano, geralmente durante o período de festas, gosto de refletir sobre o ano que está por vir e pensar no que quero ter realizado quando ele terminar. (Uso esse tempo verbal futuro-passado deliberadamente: acho essa uma atividade divertida e útil para poder avançar mentalmente no tempo e imaginar um futuro que ainda não criei para mim.) A cada ano, estabeleço três metas relacionadas ao trabalho – projetos que quero terminar, partes do meu negócio que quero aumentar e outros marcos que quero atingir. Também penso em como estará a minha vida pessoal no final do ano e em três coisas que quero ter realizado quando o ano terminar.

Neste ano específico, as três metas relacionadas ao trabalho surgiram facilmente, porque eram projetos que já estavam em andamento: escrever um audiolivro sobre meditação e produtividade (que tinha prazo); certificar-me de que as palestras que daria durante o ano seriam divertidas e úteis (já estavam agendadas); e lançar um *podcast* bem-sucedido (Afinal, quem não tem um *podcast* hoje em dia?).

E, embora, em geral, eu também estabeleça três grandes metas pessoais, depois de passar pelo ataque de pânico inoportuno, eu as reduzi a apenas uma: descobrir como cuidar de mim mesmo de forma correta. E para conseguir isso, concentrei meus pensamentos em uma pergunta simples: **O que eu precisava fazer para me sentir calmo e fazer essa sensação durar?**

Um rápido reconhecimento do terreno

No início de minha jornada, procurei apenas acalmar minha mente confusa. Mas, à medida que o projeto avançava, inesperadamente passei a ver a produtividade e a calma – assim como muitas ideias afins – de maneira muito diferente de como eu as via antes. Uma amostra das lições que aprendi, as quais pretendo apresentar nos próximos capítulos, inclui:

- a calma é o *extremo oposto da ansiedade;*
- a nossa busca constante por realização pode, ironicamente, nos tornar *menos* produtivos, pois nos leva, ao longo do tempo, ao estresse crônico, ao esgotamento e à ansiedade;
- a maioria de nós não é responsável pelo próprio esgotamento – e melhor ainda, existem maneiras cientificamente validadas

de superar o esgotamento. Também existem maneiras de desconstruir o fenômeno do esgotamento para entender melhor a situação; por exemplo, examinando como você lida com os seis "fatores de esgotamento" e evitando chegar ao "limiar de esgotamento";
- existe um inimigo constante da calma que precisamos enfrentar no mundo moderno: nosso desejo por dopamina, um neurotransmissor que nos estimula demais. Aproximamo-nos da calma ao reduzir nosso "grau de estimulação", definido pela quantidade de estímulos que liberam dopamina e aos quais respondemos normalmente;
- é difícil percebermos muitas das fontes de estresse em nossa vida, mas pode ser divertido controlá-las por meio de uma "desintoxicação de estimulação", o que é, por vezes, chamado de "desintoxicação de dopamina". Redefinir a tolerância de nossa mente para os estímulos nos deixa mais calmos, menos ansiosos e menos esgotados;
- quase todos os hábitos que nos conduzem à calma existem em um só lugar: no mundo analógico. Quanto mais tempo passamos no mundo analógico, em contraste com o digital, mais calmos ficamos. Conseguimos relaxar mais no mundo analógico, porque agimos de acordo com a forma como nosso cérebro primitivo foi programado;
- podemos investir em calma e produtividade *ao mesmo tempo*. Tornamo-nos muito mais produtivos quando trabalhamos de forma ponderada e com intenção, não quando nossa mente é ansiosamente puxada em várias direções ao mesmo tempo. Existem até mesmo maneiras de calcular quanto tempo podemos economizar se investirmos em calma.

Mais importante do que quaisquer lições isoladas, uma das mudanças de mentalidade mais significativas que eu pessoalmente faria se refere ao último ponto, a produtividade. Em um mundo excessivamente ansioso, acabei acreditando que o caminho para o aumento da produtividade *passava diretamente pela calma*.

Quando minha própria jornada chegou ao fim, eu havia topado com inúmeras táticas, ideias e mudanças de mentalidade que todos podemos adotar para encontrar calma em nossas vidas – mesmo nos dias mais agitados.

Vou começar a compartilhar tudo isso com você explorando as duas fontes principais da ansiedade moderna: a "mentalidade de mais" e nossa tendência para sermos vítima de superestímulos – versões exageradas e altamente processadas das coisas de que gostamos naturalmente. Vamos explorar como esses fatores nos influenciam tanto para estruturarmos nossa vida em torno do neurotransmissor dopamina quanto para aceitarmos níveis anormais de estresse crônico. Sempre que for útil, compartilharei histórias de minha própria jornada, ideias de pesquisadores interessantes que conheci ao longo do caminho e, é claro, darei conselhos práticos para ajudar a lidar com todos esses impulsos.

Depois de explorar os fatores que nos tiram a calma, vamos explorar em profundidade ainda maior a forma como podemos preencher nossos dias com calma, abordando tópicos como a forma de funcionamento do estresse, nossas "válvulas de escape" comuns para a ansiedade, por que não devemos nos sentir culpados por investir em calma e outras estratégias específicas em que podemos investir para eliminar a ansiedade. Ao longo do livro, também compartilharei o que aprendi com uma porção de experimentos que fiz em minha própria vida, incluindo: a compartimentalização de quando e onde me importava com a produtividade; o jejum de dopamina por um mês para tentar desestimular minha mente da maneira mais extrema possível; e a redefinição do meu nível de tolerância à cafeína.

• • •

Vamos começar este mergulho na calma abordando um assunto que me é muito caro, com o qual eu precisava desenvolver um relacionamento mais saudável para encontrar a calma. Esse tópico, como você já deve ter adivinhado, é a produtividade.

Quer estejamos cientes disso ou não, o mundo em que nos encontramos nos leva a pensar bastante sobre nossas realizações. Como descobri em primeira mão, esse impulso em direção a uma maior produtividade e à realização pode nos levar a acreditar em um número incrível de histórias sobre nós mesmos – sejam elas verdadeiras ou não – enquanto sofremos uma quantidade significativa de estresse crônico durante esse processo.

Assim que você estiver pronto, vamos mergulhar direto nas profundezas e explorar aquilo que passei a considerar como a "mentalidade de realização".

Capítulo 2

A busca por realização

Forjando uma identidade

Seria impossível compartilhar o que aprendi sobre a calma sem primeiro falar sobre realização – e como construímos nossa identidade a partir do que conquistamos. Em grande parte, nossa identidade é composta pelas histórias sobre nós mesmos em que acreditamos – bem como pelas histórias que os outros nos contam sobre quem somos.

Se você pudesse rebobinar o filme de sua vida, em velocidade acelerada – passando por triunfos, comemorações e desafios – chegaria ao ponto em que sua identidade ainda não havia se formado. Você seria apenas uma criança, absorvendo o mundo com toda a admiração de uma pequena estatueta olhando para cima em um globo de neve. Você também reuniria evidências de si mesmo – histórias do mundo ao seu redor e sobre quem você acredita ser...

Deslumbrado, curioso e com o rosto pressionado contra o gramado molhado – talvez cutucando um sapo com o dedo indicador – ao longe, você ouve a voz abafada de sua tia dizendo a um de seus pais como você é uma criança curiosa, mas com palavras que não eram dirigidas a você. Uma história começa a ser construída em sua mente:

Sou curioso? Bem, devo ser. O que isto significa?...

Avance rapidamente o filme de sua vida para o ensino médio – primeiro ano, aula de física. Essa matéria nunca atraiu você, mas por algum motivo, seu professor acabou de explicar... de alguma maneira perfeita, como os elementos do mundo interagem uns com os outros.

Será que eu tenho uma mente científica? Quer dizer, eu sempre fui muito lógico. O que isso diz sobre mim?...

Aperte o botão de avançar novamente e recomece a ver o filme na semana em que você começa em seu segundo emprego. Em uma reunião, seu novo chefe – o favorito até hoje – comenta como você mostrou ser uma pessoa confiável logo em sua primeira semana de trabalho e como você tem uma capacidade mágica para dar conta de todas as suas tarefas.

Claro que sou confiável. Isso faz parte de quem eu sou; acho que sou mesmo produtivo.

Com o tempo, as memórias se acumulam como evidências – de quem estamos nos tornando e, por fim, de quem acreditamos ser.

• • •

Na minha história, eu carregava narrativas idênticas a essas – de que eu era curioso, lógico e produtivo – até que, por fim, embarquei em um projeto de produtividade com duração de um ano, em que pesquisei e experimentei o máximo de conselhos que pude sobre esse assunto. No início do projeto, logo após acabar a universidade, recusei duas ofertas de emprego, bem remunerado e de tempo integral, para não ganhar nenhum dinheiro durante um ano e explorar o tópico da produtividade da maneira mais abrangente possível. (No Canadá, podemos postergar o pagamento de nossos empréstimos estudantis por um certo prazo, o que tornou o projeto muito mais fácil.) Como você pode imaginar, um empreendimento como esse acabou reforçando as narrativas que eu acreditava sobre mim.

Algumas das narrativas que o projeto reforçava eram verdadeiras, como a de que eu tinha uma curiosidade profunda sobre a ciência da produtividade. Por mais estranho que esse interesse seja, essa narrativa continua sendo válida hoje – talvez até mais.

Mas eu havia começado a construir outras narrativas, como se eu fosse uma espécie de pessoa super-humanamente produtiva. Essa identidade foi construída em terreno menos estável e, infelizmente para mim, quanto mais ideias e estratégias eu experimentava, mais evidências eu encontrava para validar essa história específica. Isso só serviu para eu ficar mais à vontade nela.

Claro, as histórias não foram criadas apenas por mim. Por exemplo, depois de assistir a 70 horas de TED Talks* em uma semana (para experimentar a retenção de informações), essa organização escreveu que "talvez eu seja o homem mais produtivo da face da Terra". Isso me fez sentir o máximo naquela época. Mesmo reconhecendo que a frase era um pouco exagerada, ouvi-la, repetida várias vezes, em entrevistas e antes das palestras, moldava, sem dúvida, as histórias que eu contava para mim mesmo (para não dizer que moldavam o meu ego). Com o tempo, mais frases elogiosas surgiram – combustível para alimentar o fogo que forjaria minha identidade recém-descoberta.

Eu sabia muito sobre produtividade e gosto de acreditar que realmente aprendi ou até desenvolvi estratégias para realizar meu trabalho de forma inteligente. Seria até de se *esperar* que esse fosse o caso, uma vez que passei muito tempo pesquisando, pensando e fazendo experimentos com esse tópico. Os carpinteiros deveriam saber como fabricar móveis, os professores deveriam saber ensinar, os pesquisadores da produtividade deveriam saber como fazer muito no mesmo período que levariam para fazer um pouco.

---

* Palestras, sem fins lucrativos, com o objetivo de disseminar ideias sobre tecnologia, entretenimento e design. (N.T.)

Contudo, ao aceitar, sem questionar, a narrativa de que eu era *incrivelmente* produtivo, eu, como tantos outros, deixei de levar em consideração o fato de que havia um ponto em que eu poderia me forçar a ultrapassar os limites. Eu sabia muito sobre produtividade, mas também havia muita coisa que eu não sabia. Fundamentalmente, eu não tinha uma perspectiva adequada de como a produtividade deveria se encaixar em minha vida como um todo.

Talvez, talvez mesmo, eu estivesse um pouco mais estressado do que estava disposto a reconhecer, e as constantes viagens a trabalho estivessem me desgastando mais do que eu gostaria de admitir. E talvez eu tivesse me encurralado em uma história; uma que, na prática, era impossível de concretizar, e que acabaria me levando à ansiedade e ao esgotamento.

Idealmente, ao formar uma identidade, escolhemos atributos em nós mesmos que permanecem estáveis ao longo do tempo e estruturamos nossa identidade com base no que mais valorizamos. Mas, muitas vezes, escolhemos partes de nossa vida que não são estáveis – incluindo o que fazemos para nos sustentar. É claro que, assim que nosso trabalho – ou qualquer outra coisa, aliás – se torna parte de nossa identidade, perdê-lo significa perder um pedaço de nós mesmos. Eu havia cometido o mesmo erro: aos meus olhos, meu trabalho não era mais algo que eu fazia, ele se tornara parte de quem eu *era*. Cada e-mail elogioso de um leitor, cada resenha que aparecia nos meios de comunicação e cada comentário gentil tornava-se mais uma evidência para reforçar essa narrativa, outro balde de concreto molhado derramado na base dessa identidade hiperprodutiva recém-descoberta.

O esgotamento, uma crise de ansiedade enorme no palco de um auditório, e até mesmo momentos mais simples, como a lembrança de me ver na placa da banheira, colocavam uma barreira entre mim e quem eu acreditava ser, todos esses lembretes gritavam que as evidências em que eu baseava grande parte da minha identidade simplesmente não eram verdadeiras.

Eu estaria exagerando se dissesse que percebi tudo isso no trem enquanto voltava para casa após o evento. Mas uma coisa ficou evidente naquela viagem: eu havia levado minha busca obstinada pela produtividade a um ponto em que sua base deixara de ser estável. Algo estava faltando.

O nascimento de uma mentalidade

Para ajudar a envolvê-lo neste livro desde o começo, aqui está uma pergunta aparentemente simples para sua reflexão: Como você avalia se um dia de sua vida correu bem?

Honestamente, pense sobre essa questão por algum tempo, da maneira que você quiser. Faça um diário sobre o que vier à mente, pare e reflita por um minuto ou dois, ou converse com seu cônjuge ou companheiro (uma das minhas técnicas favoritas). Se você é como eu, pode achar essa pergunta divertida e refletir um pouco sobre ela.

(Ainda estarei por aqui quando você terminar.)

• • •

Se você já refletiu um pouco sobre a questão, provavelmente percebeu que existem inúmeras maneiras de avaliar um dia – dependendo dos valores que você privilegia para responder à pergunta. Algumas respostas diferentes que ouvi (com seus valores mais profundos correspondentes entre parênteses) incluem:

- o quanto conseguiu ajudar outras pessoas, seja pessoalmente ou através do seu trabalho (serviço);
- quantas tarefas riscou da sua lista de tarefas pendentes (produtividade);
- o quanto conseguiu desfrutar seu dia (prazer);
- quanto dinheiro ganhou (sucesso financeiro);

- o quanto envolvido esteve com seu trabalho ou sua vida (presença);
- quantos momentos profundos e genuínos compartilhou com as outras pessoas (conexão); e
- se o dia fez você feliz (felicidade).

Esses são apenas alguns exemplos. Além de seus valores, a forma como você avalia seus dias também pode ser influenciada por partes de sua vida, como a cultura em que vive e trabalha, seu momento de vida, sua educação e quais oportunidades estão disponíveis para você. É provável que uma pessoa criada por pais que são banqueiros de investimento avalie seus dias de forma diferente de uma pessoa criada por pais de espírito livre, que vivem em uma Kombi.

Deve-se dizer que não existe uma resposta certa para essa pergunta. Embora a maioria de nós não separe um tempo, no final de cada dia, para avaliar tudo que aconteceu mais cedo – nem todos têm o hábito de escrever um diário ou de fazer meditação, por exemplo – em algum nível, muitas vezes subconsciente, avaliamos se o dia foi bom. Contanto que goste da forma como tem passado seu tempo e viva de acordo com aquilo que valoriza, você vai se sentir muito bem com relação ao desenrolar de seus dias – independentemente de eles parecerem, aos outros, implacavelmente competitivos ou algo como uma aventura bem *hippie*. Se você estiver satisfeito ao final de cada dia, isso deve ser suficiente – é o seu momento de fazer o que quiser.

No entanto, apesar das inúmeras maneiras de avaliar como passamos o tempo, ou como nossos valores e ambientes diferem, a maioria de nós parece avaliar seu dia pela quantidade de coisas que conseguiu fazer ou pelo quão produtivo foi.

Esse é tipicamente o caso no trabalho. Mas se você for como eu, também pode levar essa atitude para casa.

A mentalidade de realização

Se você rebobinasse o filme de sua vida mais uma vez, poderia encontrar seu eu mais jovem dando pouca atenção à produtividade ou ao quanto era capaz de realizar em um dia. Por não ter tantas histórias sobre si mesmo, também pensava menos no que era esperado de você e tinha menos expectativas em relação a si mesmo.

Se você é como eu, seu eu mais jovem era um espírito mais livre – ao sabor dos ventos proverbiais e fazendo as coisas simplesmente por fazê-las. Talvez tenha construído cápsulas do tempo, pedalado para lugares diferentes e preparado receitas improvisadas que, embora divertidas de fazer, eram na verdade misturas nojentas e malfeitas de farinha, extrato de tomate e outros condimentos aleatórios que estavam disponíveis nas prateleiras da cozinha.

De vez em quando, talvez você até tivesse a liberdade mental para cair no tédio – o que o levava a pensar em maneiras mais inovadoras de gastar seu tempo. Talvez tenha construído uma muralha com as cadeiras e o sofá da sala de estar, ou colado todos os adesivos de frutas embaixo dos armários na parede da cozinha. (Quando foi a última vez que você ficou entediado?)

Quando mais jovem, você não pensava muito em avaliar seus dias. É claro que, à medida que progredimos na vida e acumulamos responsabilidades reais, isso muda. Somos ensinados a avaliar nosso tempo – e, muitas vezes, até o quanto valemos – em relação ao padrão de realização.* Como adultos, esse peso de responsabilidade pode nos afastar de aventuras fortuitas.

Mesmo em crianças, essa mentalidade pode se formar rapidamente. Quando começamos a escola, entramos em um sistema com metas e competimos com os outros para alcançá-las: quanto melhores nossas

---

* Talvez seja oportuno lembrar que sua vida vale muito mais do que você é capaz de realizar com ela.

notas, mais avançamos no sistema escolar e na vida. Com boas notas, nos tornamos um cientista espacial, um neurocirurgião, um CEO bem-sucedido que voa pelos céus em um jatinho particular. Quanto mais focados estivermos no trabalho, mais engenhosos seremos, e quanto mais motivados formos, mais realizados seremos. Em seguida, entramos na força de trabalho com metas cada vez mais imediatistas a serem alcançadas – salários mais altos, bônus por desempenho e degraus a subir na hierarquia organizacional. Não importa se já chegamos muito longe, nos esforçamos para chegar mais longe ainda. Essa é a natureza da mentalidade de realização: uma vez começada a corrida para obter sucesso, a tendência é não parar.

À medida que crescemos e acumulamos mais responsabilidades, há mais opções de coisas que podemos fazer com cada minuto do nosso tempo, e nem todas essas opções têm o mesmo valor. O fato de nos perguntarmos, continuamente, se existem alternativas mais importantes para o que estamos fazendo – o que os economistas poderiam chamar de "custo de oportunidade" de nosso tempo – faz com que nos sintamos culpados e duvidemos se estamos gastando nosso tempo limitado e valioso da melhor maneira possível. A responsabilidade torna mais relevante a forma como gastamos nosso tempo, pois aumenta esse custo de oportunidade. Se pensamos em viver uma aventura, o próximo pensamento talvez seja todas as coisas mais importantes que poderíamos fazer em vez disso. A roupa lavada precisa ser dobrada. O cachorro precisa passear. E-mails precisam ser respondidos.

A vida real atrapalha.

Mesmo que sua atenção à responsabilidade e ao custo de oportunidade esteja inicialmente limitada ao trabalho, você também pode chegar a um ponto de inflexão em que seu foco implacável na produtividade se torna uma mentalidade que interfere em sua vida pessoal. Em vez de a produtividade ser apenas um conjunto de práticas às quais você pode recorrer quando tiver mais trabalho do que tempo para fazê-lo, tirar o máximo proveito de cada momento está sempre em sua mente – inclusive quando você realmente preferiria apenas relaxar.

Eu chamo a isso de mentalidade de realização. A mentalidade de realização é um conjunto condicionado de atitudes e crenças que nos leva a nos esforçar constantemente para realizar mais. Essa mentalidade faz com que sempre queiramos preencher nosso tempo com algo – e nos sintamos culpados quando estamos gastando nosso tempo de uma maneira "não ideal". Ela é a força que nos diz, quando saímos para tomar um café com um amigo, que em vez disso deveríamos ir para casa para adiantar o jantar; a voz que nos diz para colocarmos em dia nossos *podcasts* enquanto desfrutamos de um belo passeio pelo parque. Acima de tudo, essa mentalidade nos leva a pensar continuamente sobre o custo de oportunidade de nosso tempo – e como podemos usar nosso tempo limitado para realizar mais.

A maioria de nós não avalia tempo e intenções, por meio dessa mentalidade, 100% do tempo. Mas, à medida que avançamos em nossa vida e carreira, parecemos avaliar mais nossas horas, dias, semanas e anos em relação ao padrão de realização. Mesmo dizendo a nós mesmos que deixaremos de lado essa mentalidade quando nos aposentarmos, continuamos a mantê-la.

O relaxamento pode esperar, assim como saborear os frutos do que realizamos. Ser uma "pessoa realizada" pode se tornar parte de nossa identidade. Quando nossa lista de realizações profissionais se funde com nossa identidade pessoal, vemos nosso sucesso como parte de quem somos.

Em seu livro *The Writing Life*,[1] Annie Dillard afirma que a forma como passamos nossos dias é a forma como passamos nossa vida. Eu expandiria essa afirmação para como *avaliamos* nossos dias também: a forma como avaliamos nossos dias é a forma como avaliamos nossa vida. Quando avaliamos nossos dias pelo quanto somos capazes de realizar neles, e não tomamos cuidado, também avaliamos a soma de nossos dias dessa forma.

• • •

A escola e o trabalho podem fazer com que nos preocupemos um pouco demais com a produtividade e a realização, mas obviamente servem a um propósito importante. Eles construíram o mundo moderno.

Nunca é demais lembrar como a qualidade de vida é melhor no mundo moderno. Se você pegasse um trabalhador rural de duzentos anos atrás e o levasse a um bom supermercado, ele provavelmente seria incapaz de compreender aquela abundância. E os supermercados não estão nem *perto* das armadilhas mais luxuosas da vida moderna. Quando o coitado se acalmar (o que talvez demore um pouco), você pode puxar lentamente o telefone do bolso e mostrar a ele como o dispositivo permite que você se comunique com qualquer pessoa na face da Terra, a qualquer momento, em menos de um segundo.

Graças ao progresso econômico[2] dos últimos duzentos anos, a renda anual do americano médio passou de US$ 2 mil por pessoa para US$ 50 mil – e isso *leva em* conta a inflação. E, ao mesmo tempo em que nos tornamos *25 vezes* mais ricos, o preço de muitos bens também caiu, em grande parte devido ao progresso tecnológico. Os US$ 1 mil que você gastou em uma televisão oitenta anos atrás lhe rendem muito mais polegadas e pixels hoje. E ela ainda será a cores!

Como seria de se esperar, não são apenas os habitantes dos países mais ricos que se beneficiam desse crescimento. Nas últimas duas décadas, o número de pessoas que vivem em extrema pobreza em todo o mundo caiu para mais da *metade*. Há vinte anos, 29%[3] do mundo vivia em extrema pobreza. Hoje, são 9%. Indicadores econômicos como esses importam muito. Como o renomado pesquisador Hans Rosling escreveu em *Factfulness: o hábito libertador de só ter opiniões baseadas em fatos*:[4] "O principal fator que afeta a forma como as pessoas vivem não é a religião, a cultura ou o país em que moram, mas a renda".

Por todas essas razões, não vou argumentar contra o crescimento econômico, o qual, supondo que os benefícios sejam distribuídos de forma justa entre nós (uma suposição um tanto ambiciosa), realmente torna nossas vidas melhores.

Mas este mundo moderno veio com um preço a pagar: ansiedade. Os sistemas em que vivemos e trabalhamos – as mentalidades que nos levam a adotar e o estresse que nos levam a experimentar – contribuem significativamente para isso. A produtividade e a realização são incentivadas estejamos na escola ou no trabalho. A longo prazo, quanto mais produtivos somos, mais "bem-sucedidos" tendemos a ser.

A sociedade moderna valoriza muito as medidas tradicionais do sucesso, como dinheiro, *status* e reconhecimento – ignorando medidas menos quantificáveis, como o quanto somos felizes, o quanto são profundos e satisfatórios nossos relacionamentos e se fazemos a diferença na vida dos outros. E a maneira de nos tornarmos mais realizados é nos tornarmos mais produtivos, acumulando dias produtivos em quantidade suficiente para chegarmos a uma vida "realizada". À medida que passamos mais tempo em sistemas que recompensam a produtividade, ficamos convencidos de que produtividade e realização são o que mais importa.

Com o passar do tempo, essa se torna a maneira padrão de avaliarmos o quão bem gastamos nosso tempo.

As maravilhas dos conselhos sobre produtividade

Neste capítulo, concentrei-me, sobretudo, nas desvantagens de lutar pela produtividade à custa de seu bem-estar, mas também há grandes benefícios a serem obtidos, sobretudo quando você estabelece limites para a prática da produtividade.

Se a imagem mental que a palavra "produtividade" evoca em você é de algo frio, empresarial e obcecado pela eficiência, você não está sozinho. Mas não precisa se preocupar. Existem abordagens muito mais amigáveis para o assunto, e conselhos de produtividade não precisam transformá-lo em um robô viciado em realizações.

Eu enxergo a produtividade simplesmente como a realização daquilo que nos propusemos a fazer – seja nossa intenção responder a todos os e-mails em nossa caixa de entrada, decidir entre alguns candidatos para contratar para nossa equipe de trabalho ou relaxar na praia enquanto bebemos duas piñas coladas (uma em cada mão). A meu ver, quando nos propomos a fazer algo e depois o fazemos, somos perfeitamente produtivos. Vista de um ângulo diferente, a produtividade não significa lutar por mais – trata-se de intenção. Essa definição funciona em todos os contextos, independentemente da área de nossa vida em que estamos operando.

Mas mesmo com essa definição (espero mais humana), a produtividade e a realização são dois lados da mesma moeda, mesmo quando o que pretendemos "realizar" é ter um dia de descanso. Vou deixar de lado essa definição mais amigável por um momento porque vale a pena avaliar a busca por realização usando uma definição mais tradicionalmente aceita do termo: progredir em direção a nossos objetivos e realizações (para se tornar mais bem-sucedido por medidas tradicionais).

As táticas de produtividade não são nem boas nem ruins. Métodos, hábitos e estratégias que nos levam a ser mais realizados podem ser implantados para alcançar propósitos incríveis. Descobri isso em primeira mão: a produtividade é um dos meus tópicos favoritos, e focar nela me levou a criar uma quantidade substancial de trabalho do qual me orgulho, um grau de sucesso que, provavelmente, não teria alcançado de outra forma. Mas, ao mesmo tempo, esse foco na realização me levou ao esgotamento e à ansiedade.

No âmbito da produtividade, a ideia de que buscar mais realizações pode levar ao sucesso e a danos raramente é discutida, se é que chega a ser discutida.

Então vamos falar sobre isso.

Há boas razões por que é difícil resistir à atração dos conselhos sobre produtividade. Todos os dias, há coisas que precisamos fazer, no trabalho e em casa. Vivemos uma vida expansiva, cheia de responsabilidade. Em um dia, podemos ter dez horas de trabalho (a serem feitas em oito), enquanto trabalhamos em casa com uma criança doente no outro quarto, enquanto, de alguma forma, encontramos tempo para pagar as contas atrasadas que se acumulam em nossa caixa de entrada do e-mail. Em outro dia – até mesmo no fim de semana! – talvez precisemos colocar as tarefas domésticas em dia, enquanto preparamos o jantar para a família toda, enquanto tentamos encontrar tempo suficiente para relaxar adequadamente.

Os conselhos sobre produtividade funcionam extraordinariamente bem em situações como essas. Os que realmente funcionam mais do que justificam o preço a ser pago – recuperamos o tempo gasto com eles *e mais um pouco ainda*. Ao realizarmos o que temos que fazer em menos tempo, reservamos mais tempo para tudo que vale a pena – pessoas, passatempos e trabalhos com os quais podemos nos conectar em um nível mais profundo.

Como exemplo simples, pense em priorizar as tarefas que compõem sua jornada de trabalho. Ao gastar apenas alguns minutos, no início de cada dia, definindo o que deseja ter realizado no final daquele dia, você descobre quais são suas tarefas mais valiosas e, no processo, entende onde seu tempo é melhor gasto e onde não é. Apenas alguns minutos de planejamento podem economizar *horas* de execução mais tarde, sobretudo se isso o ajudar a se concentrar em suas tarefas mais essenciais em um determinado dia ou a parar de trabalhar em um projeto que seria melhor delegar a outro integrante de sua equipe.

Imagine, por um segundo, que você ganhou um concurso, um daqueles que aparece uma vez na vida, promovido por um serviço de limpeza de alta qualidade que oferece um mordomo em tempo integral para a vida toda. (O nome dele é Kingsley.) O homem lhe dá mais tempo livre todos os dias; ele limpa a sujeira que você e sua família fazem, prepara refeições, gerencia seu calendário (que ele chama de sua "agenda"), dirige para você pela cidade e muito mais. A melhor parte:

o belo salário de Kingsley é pago integralmente até ele se aposentar, daqui a cinquenta anos. Você nem precisa dar gorjeta a ele (isso está incluído)! Embora esse cenário seja, infelizmente, um sonho impossível para quase todos nós, as melhores táticas e estratégias de produtividade podem conferir benefícios semelhantes. Como Kingsley, elas nos fornecem mais do recurso mais valioso que temos à nossa disposição: tempo.

Essa é a promessa, e a maravilha, dos conselhos de produtividade. Ao desenvolver sua capacidade de fazer as coisas, você tem mais tempo, atenção e energia para se dedicar a tudo o que faz. Você pode até mesmo se tornar mais bem-sucedido.

Mas, ao contrário de um mordomo, esse conselho deve ser acompanhado por uma ressalva importante: ele é útil *desde que, em algum momento, paremos de nos esforçar*. Os conselhos de produtividade são poderosos, mas necessitam de limites.

Sem eles, essa obsessão pela realização pode diminuir nossa produtividade, porque nos afasta da calma.

O oposto da calma

Alguns meses depois de meu ataque de pânico, o ritmo de trabalho finalmente diminuiu um pouco e pude começar a desconstruir o que havia me deixado tão ansioso e esgotado. Abordarei a ciência do esgotamento no próximo capítulo, mas primeiro vamos decifrar o que significa estar *calmo* – o resultado que buscamos.

Os pesquisadores, descobri rapidamente, não estudam a calma como uma construção independente. A maioria de nós sabe como é *estar* calmo, e sua definição está lá no dicionário – bem entre "caliz" e "calmante" – com descrições como "ausência de agitação" e "tranquilidade: a calma do mar; manter a calma".[5] Mas o termo não possui uma definição clínica consensual. Poucas, se houver, foram sugeridas. A calma também não é objeto de estudo de um ramo da psicologia, nem existe um instrumento validado e confiável projetado para avaliar com precisão o grau de calma de alguém. (Depois de muitas horas vasculhando várias plataformas acadêmicas de busca,[6] fiquei feliz quando, finalmente, encontrei a *Vancouver Interaction and Calmness Scale*. Nessa escala, no entanto, "calma" se refere ao nível de sedação de um paciente entubado em uma Unidade de Terapia Intensiva (UTI) – incluindo se ele está tentando arrancar os fios ou tubos!)

Esqueça como é difícil encontrar a calma na vida cotidiana. O termo é difícil de encontrar até em pesquisas!

Felizmente, existe uma maneira de contornar essa falta de uma definição clínica oficial e, ao mesmo tempo, manter-se fiel às pesquisas. Podemos fazer isso explorando a ansiedade. Embora as pesquisas sobre calma sejam bastante escassas, as que existem apontam para uma ideia curiosa: a calma é o *oposto da ansiedade*. Podemos começar a formar nossa própria definição de calma ao explorar seu oposto.

Quando estamos ansiosos, sentimos uma agitação interior; ruminamos, enquanto ficamos apavorados com o que está por vir. Pesquisas sugerem que também podemos nos sentir nervosos ou no limite durante períodos ansiosos, e sermos incapazes de parar de nos preocupar. Outros sinais de ansiedade incluem ter dificuldade para relaxar, sentir-se inquieto, irritado ou irritável e, frequentemente, amedrontado, como se algo terrível pudesse acontecer a qualquer momento. Penso em minha própria ansiedade como uma espécie de impaciência contínua, em que os momentos ansiosos do dia colidem uns com os outros como ondas.

A calma é o oposto de toda essa turbulência. Felizmente para nós, as pesquisas fornecem informações precisas sobre como esses estados diferem. É importante ressaltar que, enquanto a ansiedade é uma emoção *desagradável* e caracterizada como um estado de *alta* excitação mental, a calma é uma emoção *agradável* e caracterizada como um estado de *baixa* excitação mental.[7]

As pesquisas confirmaram que a calma e a ansiedade existem em um contínuo, tendo um estudo recente, publicado no renomado

Journal of Personality and Social Psychology da American Psychological Association,[8] demonstrado que a ansiedade não vai de "zero a intensa" como pensamos, mas em vez disso, deve ser pensada como um *contínuo* que varia "da alta calma à alta ansiedade":

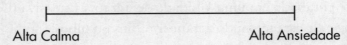

Alta Calma　　　　　　　　　Alta Ansiedade

Em outras palavras, a calma não é apenas o extremo oposto da ansiedade – a ansiedade é o extremo oposto da calma. A superação da ansiedade não apenas nos aproxima da calma, mas quando promovemos níveis altos de calma em nossa vida, temos uma reserva à qual recorrer antes de ficarmos ansiosos novamente. A calma nos torna resilientes à ansiedade futura.

Juntando essas conclusões, podemos definir a calma como um *estado subjetivamente positivo, caracterizado por um baixo nível de excitação, acompanhado de ausência de ansiedade*. À medida que nos afastamos do lado da Alta Ansiedade do espectro em direção à Alta Calma, nossos sentimentos de contentamento se aprofundam enquanto nossa mente fica mais relaxada e serena. Por último, com os pensamentos parados e a mente despreocupada, experimentamos a calma. Nesse estado, também reagimos com menos emoção aos eventos de nossa vida.[9]

É preciso dizer que nem sempre sentimos ansiedade e calma da mesma maneira. Nosso estado subjetivo está continuamente em fluxo. Por essa razão (e supondo que você não sofra de um transtorno de ansiedade, o qual abordo brevemente no quadro abaixo), devemos pensar na ansiedade e na calma não como *características* que possuímos, mas como *estados* pelos quais passamos, os quais dependem de fatores como o que está acontecendo em nossas vidas e a quanto estresse estamos submetidos em um determinado momento. A ansiedade é uma resposta normal a uma situação estressante, sobretudo uma que interpretamos como ameaçadora. Não há nada de errado em você se sentir assim.

Alguns dias são muito calmos, mas apresentam um ou outro momento de ansiedade – como quando o ônibus de traslado até o aeroporto chega 30 minutos atrasado para nos buscar. Em contraste, há dias cheios de momentos de ansiedade que podem ser pontuados por períodos refrescantes de calma – por exemplo, quando o estresse do trabalho evapora no momento que entramos pela porta da frente de nossa casa e nossos filhos correm para nos abraçar.

Esse caminho para a calma – que envolve reduzir a ansiedade, mas também investir em estratégias que nos levem ao *outro* extremo do espectro da calma – é aquele em]que eliminaremos o estresse, superaremos o esgotamento e resistiremos à distração, enquanto nos tornamos mais comprometidos, presentes e produtivos.

> Antes de prosseguir, preciso assumir meu lado jurídico (é como um trabalho normal, mas me cobra por hora) e mencionar que os conselhos contidos neste livro não devem ser interpretados e não pretendem servir como um substituto para o aconselhamento fornecido por um profissional médico. Você deve, definitivamente, consultar um médico se estiver com níveis de ansiedade que o impeçam de funcionar em sua vida cotidiana ou que, de alguma forma, fazem você sentir que sua mente é um lugar desagradável para passar tempo. Se deseja saber se sofre de um transtorno de ansiedade – também chamado ansiedade-*traço*, em contraste com ansiedade-*estado* – e *não* deseja falar com um profissional, recomendo fortemente que procure o Transtorno de Ansiedade Generalizada 7 (GAD7). Esse teste gratuito, disponível *on-line*, serve como triagem para o transtorno de ansiedade generalizada. São apenas sete perguntas breves, que levam um minuto ou dois para serem respondidas e abordam

A busca por realização

> a frequência com que você sente sintomas de ansiedade como aqueles que mencionei alguns parágrafos atrás – os quais adaptei diretamente desse teste. Conclusão: obtenha ajuda, caso precise – ou mesmo se achar que talvez precise! Minha intenção com este livro é ajudar quem tem um nível de ansiedade baixo e subclínico, o qual muitos de nós experimentam, sobretudo no mundo moderno obcecado por realizações.

O espectro da produtividade

Agora que definimos a calma, voltemos à produtividade e à realização. Assim como a calma e a ansiedade, todos nós nos inserimos em algum ponto do espectro no que diz respeito a quanto valorizamos e ao quanto pensamos sobre a produtividade e a realização.

Em uma extremidade do espectro está a pessoa que nunca pensa na produtividade ou no que deseja realizar com seu tempo. Isso não é o ideal. Uma busca obsessiva pela produtividade pode afetar negativamente nossa saúde mental, mas precisamos definir e trabalhar para atingir certas metas. Provavelmente, deveríamos tentar ganhar um salário digno, ajudar os que estão ao nosso redor e viver de uma maneira que minimize nosso arrependimento futuro (na minha opinião, minimizar o arrependimento é um dos ingredientes mais importantes de uma vida boa). Alguém que nunca pensa em como usar seu tempo raramente se propõe a melhorar sua vida, ou a viver de uma maneira congruente com o que valoriza. Temos que gastar pelo menos *parte* do nosso tempo trabalhando para alcançar nossos objetivos. Além disso, nossa mente anseia por ter coisas com que se envolver ao longo do dia. (O envolvimento nos torna mais felizes do que quase qualquer outro ingrediente em nossa vida – falaremos mais sobre isso adiante.)

No extremo oposto do espectro, está alguém que é constantemente impulsionado por uma mentalidade de realização e valoriza a realização e a produtividade acima de tudo – incluindo outros grandes ingredientes que compõem uma vida boa, como felicidade, conexão e calma. Para essa pessoa, a produtividade é basicamente uma religião que ela pratica no trabalho e em todas as esferas da vida. À medida que a produtividade e a realização se misturavam com as histórias que compunham minha identidade, eu me aproximava desse extremo do espectro. Se as histórias sobre o seu próprio sucesso se misturam com sua identidade, ou se você acha difícil deixar de lado a mentalidade de realização, inclusive quando deseja relaxar, é possível que você também tenha passado para esse lado do espectro.

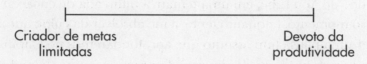

Criador de metas limitadas — Devoto da produtividade

Quando a realização está por trás da maior parte do que fazemos, corremos o risco de não ter tempo para recarregar, desacelerar ou apreciar os frutos do que realizamos – tudo aquilo que, ironicamente, nos torna mais motivados e produtivos a longo prazo. Precisamos gastar, pelo menos, parte do nosso tempo reabastecendo, ou corremos o risco de chegar ao esgotamento.

Reflita sobre onde você se enquadra no espectro, sobretudo se você se preocupa mais com a produtividade e a realização do que a maioria das pessoas. No que se refere à calma, a mentalidade de realização pode ser uma faca de dois gumes quando a levamos longe demais: ela nos leva a ter menos alegrias e nos causa mais estresse.

Vamos abordar cada uma dessas ideias por vez.

Menos alegria

Uma das primeiras descobertas que fiz em minha busca pela calma foi verificar até que ponto a mentalidade de realização diminuía a alegria que eu sentia no dia a dia. A razão para isso era simples: essa mentalidade havia transformado quase tudo na minha vida em uma tarefa. Como diz o ditado, quando a única ferramenta que você tem é um martelo, todo problema parece um prego. Por analogia, pode-se dizer que, quando você vê tudo o que faz através das lentes da mentalidade de realização, tudo em sua vida parece algo que você precisa fazer. Dessa forma, uma mentalidade de realização compromete a alegria que você sente a cada dia, pois você alterna entre períodos de produtividade e culpa (quando não está sendo produtivo).*

Digo isso por experiência própria. Em vez de saborear refeições deliciosas, eu comia enquanto ouvia distraidamente um *podcast* ou assistia a um vídeo do YouTube, em uma tentativa bifurcada de encaixar mais em um só momento, enquanto tentava me absolver da culpa que sentia por fazer uma pausa (um assunto que aprofundaremos no Capítulo 8). Optei pela ocupação em detrimento do prazer genuíno, teimosa e repetidamente. Quando marcava uma conversa com um amigo no final do dia, também não conseguia escapar dos grilhões dessa mentalidade, pensando no que tinha que fazer quando voltasse ao trabalho no dia seguinte. À medida que me tornei excessivamente preocupado com minha própria produtividade, lamento dizer que até as atividades mais agradáveis da minha vida – passar tempo com minha esposa, desfrutar as refeições e ter outras experiências incríveis – se tornaram itens em uma lista de tarefas pendentes. Até as férias se tornaram algo a ser feito, em vez de algo a ser desfrutado.

A produtividade tornara-se o fim que eu procurava. É claro que, por si só, a produtividade é um fim terrível: deve ser pensada como um *meio para um fim mais importante*, como ter mais tempo livre, alcançar a

---

* Isso não quer dizer que não devemos valorizar muito nosso tempo, ou levar em conta o custo de oportunidade de nosso tempo para garantir que o gastemos em coisas valiosas. O tempo é o recurso mais limitado que temos para viver uma boa vida. Devemos valorizá-lo muito. Na verdade, devemos valorizar nosso tempo ao ponto de não tentarmos usá-lo apenas para fazer coisas.

liberdade financeira ou conquistar mais espaço para estabelecer conexões genuínas com outras pessoas.*

Como muitos de nós, vivi a vida no limite de minha capacidade, com pouca folga ou tempo livre na minha agenda. Pelo menos, eu tinha me convencido disso. Acontece que eu tinha tempo – eu simplesmente não estava gastando esse tempo em atividades que me deixavam envolvido ou calmo. Cada vez que atingia um marco de produtividade, a mentalidade de realização se impunha mais uma vez, e eu me concentrava na próxima coisa que precisava ser feita, nunca apreciando totalmente a conclusão da última tarefa.

É bom ter uma mentalidade de realização quando estamos trabalhando, durante o expediente de trabalho. O trabalho é a maneira como trocamos tempo por dinheiro. Somos pagos por nossa produtividade ao longo de um período, mas é preciso que essa troca seja justa. A produtividade leva a microconquistas, que levam a realizações mais substanciais. Mas quando não tomamos cuidado, a mesma mentalidade que nos leva à realização no trabalho pode nos impedir de aproveitar as melhores partes de nossa vida quando não estamos *trocando* nosso tempo por dinheiro. Em vez de aproveitar esses momentos, riscamos itens da lista de tarefas, enquanto gastamos menos tempo saboreando os frutos de nossas realizações – as férias, a casa de dois andares, o tempo de qualidade com a família – as coisas pelas quais, para início de conversa, trabalhamos tanto.

Se perder isso de vista, como aconteceu comigo, você também pode descobrir que *tudo vira trabalho* – tudo vira algo que você precisa fazer

---

* Um custo secundário relacionado à mentalidade de realização é como ela alimenta nosso individualismo, o que nos leva a pensar menos nos outros. Essa mentalidade nos leva a pensar, acima de tudo, em nós mesmos: trata-se do quão produtivos *somos* e não o quanto podemos ajudar outras pessoas, quão produtiva é a nossa equipe ou que vida somos capazes de criar com nossos entes queridos. Uma lição que aprendo o tempo todo é que tenho um espaço quase ilimitado dentro de mim para acolher outras pessoas.

para obter um resultado. Sua lista de tarefas torna-se uma agenda de coisas que você *tem* que fazer, não coisas que você *opta* por fazer.

É surpreendentemente fácil nos forçarmos a ser uma pessoa mais produtiva. Afinal, é impossível querer melhorar sua vida sem primeiro decidir o quanto você está aquém dos outros. É isso que pode transformar o autoaperfeiçoamento em uma armadilha, sobretudo quando você leva a mentalidade de realização às últimas consequências.*

Ao contrário de mim, espero que você não tenha ido tão longe, ou seja, até o ponto extremo do espectro de produtividade. Mas, apesar de tudo, meu ponto permanece válido: sem limites, a mentalidade de realização nos leva a sentir menos alegria, sobretudo na hora de relaxar.

Quando estamos buscando a realização o tempo inteiro, nunca realmente desfrutamos do lugar em que estamos, do que estamos fazendo ou, o mais importante, das pessoas com quem podemos fazer tudo que fazemos.

Uma miragem de produtividade

Um segundo custo da mentalidade de realização é um que já mencionei: ocupação desnecessária, sobretudo com tarefas pequenas e insignificantes, porque isso nos leva a preencher, com atividades, cada momento de nossas vidas até o limite máximo. Em geral, esse grau de ocupação é apenas um sinal que enviamos à parte avaliadora de nossa mente de que estamos avançando em direção às realizações pretendidas – mesmo se estivéssemos apenas alternando entre aplicativos, surfando nas atualizações das redes sociais ou lendo notícias impulsivamente. Sentimo-nos menos culpados ao fazer essas atualizações sem foco do que quando estamos descansando e recarregando – mesmo que isso consuma nossa energia e nos estresse.

---

* Como regra geral, vale a pena gastar menos tempo tentando melhorar a si mesmo e mais tempo ficando feliz consigo mesmo.

Algumas ocupações são obviamente apenas um fato da vida e o resultado do acúmulo de responsabilidades significativas – mas, ao mesmo tempo, a era dos dispositivos de bolso com acesso à internet introduziu uma camada totalmente nova e desnecessária de ocupação em nossos dias. Apenas poucas décadas atrás, essa camada de atividade não existia! Hoje, quando temos alguns minutos sobrando entre reuniões, tendemos a nos concentrar em coisas que mantêm nossa mente estimulada em vez de planejar o que queremos fazer com nosso tempo. Quando, mais uma vez, damos uma olhada em nossos e-mails, conferimos novamente o Instagram ou percorremos nosso caminho pelo Twitter, nos sentimos ocupados – e essa ocupação engana nossa mente para pensarmos que estamos realizando algo. Porém, na verdade, isso é apenas uma miragem de produtividade.

Infelizmente essa ocupação também nos afasta da calma, porque nos leva a aguentar mais estresse crônico do que o necessário.[*] À medida que me aprofundava na pesquisa sobre ansiedade e calma, a eliminação de fontes de estresse crônico em minha vida – grande parte das quais se originava dessa camada de ocupação desnecessária provocada pela mentalidade voltada para a realização – me levou a fazer mais progresso no sentido de obter mais calma. Nunca é demais enfatizar esse ponto: o estresse crônico, muito do qual decorre da mentalidade de realização, talvez seja o maior obstáculo que precisemos superar para alcançar a calma mental duradoura.

Deixe-me explicar.

Resumindo, experimentamos dois sabores de estresse em nossa vida. O primeiro tipo, o estresse *agudo*, é o estresse temporário e muitas vezes pontual – um voo remarcado, um bloco de Lego em que pisamos

---

[*] Também ironicamente, uma mentalidade de realização pode nos levar a perder mais tempo: se temos um período de inatividade inesperado, nós o desperdiçamos navegando nas redes sociais e tocando em telas retangulares, porque nos sentimos culpados por ceder a um relaxamento genuinamente gratificante. É sempre mais fácil optar pela ocupação.

no meio da noite ou um desentendimento com nosso cônjuge que finalmente foi resolvido. Felizmente, nossos corpos são *projetados* para lidar com o estresse agudo – durante a maior parte da história humana, o estresse agudo foi o principal tipo de estresse que experimentamos. Nós, seres humanos, não passamos de deliciosas presas por milhões de anos, devorados por leopardos, cobras e hienas gigantes.[10] A resposta do nosso corpo ao estresse nos forneceu resistência física e mental para enfrentarmos ameaças como essas.

O estresse agudo é, por sua própria definição, de curto prazo e temporário. Você pode estar familiarizado com a maneira como seu corpo responde a episódios de estresse agudo: ele libera cortisol, um hormônio do estresse, que ativa a resposta de seu corpo ao estresse. Essa resposta nos fornece a resistência mental e física de que precisamos para lutar contra o que quer que esteja nos estressando, para que possamos dar sequência a nossa vida. Seu corpo se inunda com adrenalina, suas pupilas dilatam e você foge ou mata aquela hiena assassina como o super-herói que você é.

O estresse tem uma reputação ruim, mas ela é injusta. A verdade é mais sutil: o estresse não é divertido enquanto o experimentamos, mas dá sentido à nossa vida. O estresse agudo é semelhante a um túnel que precisamos atravessar para chegar a um lugar melhor do outro lado. Memórias maravilhosas são, muitas vezes, o resultado de experiências que pareceram estressantes quando ocorreram. Casamentos são estressantes. Assim como dar um jantar para a família toda no fim de semana. Assim também é falar do seu trabalho diante de uma centena de pessoas. Mas experiências como essas são o que *tornam a vida significativa*. Como a psicóloga Kelly McGonigal explicou tão eloquentemente em seu livro *O lado bom do estresse*:

"Se você colocar uma lente mais ampla em sua vida e subtrair todos os dias que você considerou estressantes, não sentirá que tem uma vida ideal. Em vez disso, você se verá também subtraindo as experiências que o ajudaram a crescer, os desafios dos quais mais se orgulha de ter enfrentado e os relacionamentos que o definem".[11]

O estresse agudo nos fornece memórias para relembrar, experiências que acabam se tornando ricas e desafios que não nos deixam opção a não ser crescer.

• • •

O estresse "crônico", no entanto, é o oposto. É o tipo de estresse péssimo, muito ruim, que parece que nunca vai acabar e que enfrentamos repetidas vezes – cronicamente. Não é um voo cancelado uma certa vez, mas sim o trânsito cansativo que encontramos todos os dias no caminho para o trabalho. Não é a discussão ocasional com nosso cônjuge, mas sim os sentimentos irreconciliáveis que surgem sempre que falamos com ele ou ela.

No caso do estresse agudo, existe um fim à vista, mesmo quando o estresse está no auge. Nosso corpo tem a chance de se recuperar depois que passamos pela experiência estressante. O mesmo não pode ser dito com relação ao estresse crônico.

Infelizmente, no mundo moderno, impulsionado por realizações, as fontes de estresse crônico são infinitas. Algumas delas estão até escondidas – o resultado da nossa ocupação desnecessária.

Muitas fontes de estresse crônico são fáceis de identificar: dificuldades financeiras, a negatividade constante de colegas de trabalho irritantes e a obrigação de ter que cuidar de familiares doentes são experiências que não dão trégua e nos causam tensão.

Mas outras fontes de estresse crônico são ocultas. Muitas vezes, até *escolhemos* prestar atenção a essas fontes de estresse porque elas estimulam nossa mente a se sentir produtiva. Parte desse estresse é até *viciante*, por ser estimulante ou nos dar validação – apesar do fato de que, em algum nível, nossa mente avalia os estímulos como ameaçadores. Por exemplo, você pode achar que o Twitter é estimulante e viciante – mas pense também em como sua mente fica invariavelmente abalada depois de usá-lo. Ou você pode achar que, embora o Instagram seja igualmente estimulante, você se sente insatisfeito depois de passar algum tempo nesse aplicativo, porque, como a denunciante do Facebook Frances Haugen disse, em seu depoimento ao Congresso,[12] o aplicativo exibe duas coisas: corpos e comparação de estilos de vida. As redes sociais estão cheias de conteúdo que nos faz sentir insatisfeitos conosco e nos causa estresse desnecessário.

Muitas, se não a maioria, de nossas maiores fontes de *distração* também são fontes de estresse crônico. Isso é especialmente verdadeiro em tempos de ansiedade, quando uma proporção maior do conteúdo de distração que consumimos é ameaçadora.

Por mais estimulantes que o e-mail, a mídia social e as notícias possam ser, muitas vezes prestamos atenção a esses objetos de atenção *porque* eles são estressantes – além de serem novos e ameaçadores. Muitos desses sites e aplicativos estressantes também fornecem reforço variável – o que significa que, às vezes, há algo novo e estimulante para conferir e, outras vezes, não há. Isso torna essas fontes de estresse crônico viciantes. O estresse também pode ser viciante porque é familiar, como um relacionamento tóxico no qual nos sentimos confortáveis, que deixaria um buraco de formato difícil de preencher em nossa vida se ele desaparecesse.

As notícias são um ótimo exemplo de um estressor ao qual nos acostumamos, sobretudo no passado recente. Embora o consumo de notícias seja uma escolha, em geral para nos mantermos informados, ele nos leva a ficar muito mais estressados do que imaginamos. Por ironia, isso reduz nossa capacidade mental para lidar com notícias que nos afetam diretamente e àqueles que amamos. Um estudo[13] descobriu que os participantes que assistiram a seis ou mais horas da cobertura jornalística dos atentados durante a maratona de Boston se sentiram mais estressados do que alguém que estava *na maratona* e foi diretamente afetado pelo atentado. Outro estudo[14] revelou que assistir à cobertura ininterrupta de ataques terroristas domésticos levou os espectadores a desenvolver sintomas de transtorno de estresse pós-traumático. Pior ainda, foi demonstrado que assistir a notícias negativas leva os espectadores a consumir conteúdo ainda mais ameaçador no futuro, alimentando o que alguns pesquisadores chamam de "um ciclo de angústia". Se você lê e assiste a notícias o tempo inteiro, deixe que pesquisas como essa o façam refletir. Isso também se aplica a outras fontes de distração: só porque algo estimula sua mente não significa que isso o deixa feliz ou que não é estressante ou ameaçador. O oposto é, muitas vezes, o caso. Ao bebermos uma deliciosa xícara de café, podemos exalar um *aah* relaxado depois do primeiro gole. Nós nunca fazemos o mesmo depois de acessar as mídias sociais.

Infelizmente, nosso corpo é incapaz de distinguir o estresse agudo do crônico: ele reage da mesma forma diante de ambos.

Como um paraquedas, a resposta do nosso corpo ao estresse é projetada apenas para uso ocasional. Ao longo de milhões de anos, o sistema foi projetado para que possamos superar estressores ocasionais, substanciais e que ameaçam a vida – e pousar em terra firme depois.

Nosso desejo de ocupação, impulsionado pela mentalidade de realização, pode nos custar caro quando não tomamos cuidado. Devemos controlar a mentalidade – mesmo quando a realização é o que buscamos em primeiro lugar.

Então, como podemos fazer isso?

Para encerrar o capítulo, vamos abordar duas estratégias úteis para reduzir os custos associados à mentalidade e às histórias que contamos a nós mesmos sobre produtividade. Essas estratégias podem nos ajudar a nos afastar dos extremos do espectro da produtividade e nos levar a sentir menos estresse e mais alegria – enquanto vivemos uma vida mais calma.

As duas estratégias são: definir suas "horas de produtividade" e criar um "inventário de estresse". Vamos abordar cada uma delas por vez.*

Horas de produtividade

A mentalidade de realização precisa de limites – sem eles, ela tende a dominar sua vida. (Vamos abordar os motivos disso no Capítulo 4.)

Depois de perceber que filtrava a maioria dos momentos de cada dia com as lentes do maior aumento de produtividade possível, comecei a arranjar tempo para, deliberadamente, *não* me importar com produtividade ou realização – e estabeleci esses limites. Dessa forma, eu poderia fazer o trabalho quando quisesse, enquanto arranjava tempo para uma calma muito necessária. Isso ia contra, basicamente, todos os instintos que eu tinha desenvolvido ao estudar a produtividade. Mas definir horas para eu não me importar com produtividade ou realização funcionou surpreendentemente bem. Na verdade, retiro o que disse: fiquei *chocado* como isso funcionou tão bem.

Desde então, no início de cada dia, defino minhas horas de produtividade. Simplificando, esse é o momento em que você faz seu trabalho – seja de escritório ou doméstico. (Acho útil definir horas para ambos para que eu possa criar limites no trabalho e em casa, mas o seu sistema pode ser diferente.) Durante essas horas, a ideia é trabalhar em coisas que você precisa fazer que tenham algum prazo determinado. Você adota a mentalidade de realização nessas horas – gastando tempo em suas tarefas mais valiosas, enquanto conclui as que consegue. Quantas horas vai precisar dependerá de quantas demandas você tem em um determinado dia, o grau de aprimoramento de sua prática de produtividade e se tem ou

---

* Como você verá, o estresse crônico é um tópico que percorre o restante do livro. Não vamos lidar com todos os seus aspectos neste capítulo – algumas fontes são viciantes, difíceis de abandonar ou estão profundamente enraizadas em nossa rotina diária – mas vamos começar a fazer esse trabalho agora.

não um mordomo pessoal que o segue aonde quer que você vá. Quanto mais você valoriza as medidas tradicionais de realização, mais horas de produtividade valerá a pena dedicar ao seu trabalho todos os dias.

Implementar essa tática é bastante simples. Para definir essas horas, no início de cada dia (ou no final do anterior), examine o que você precisa fazer – quantas reuniões você tem e quando elas ocorrem, quanto trabalho e quantas tarefas domésticas você tem que fazer – e escolha as horas do dia em que fará tudo isso. Se você tem um trabalho inflexível das nove às cinco, provavelmente ele toma todo o seu dia (a não ser a hora de almoço e outros intervalos).

Claro, haverá algum tempo de produtividade em que você não realizará absolutamente nada, mesmo que *queira*, talvez porque, por exemplo, esteja preso em reuniões tediosas nas quais, de fato, não precisa estar. Mas aqui está uma dica: se você tivesse a opção de não ir às reuniões e trabalhar mais focado para atingir seus objetivos durante esse tempo, você faria isso porque adotou a mentalidade de realização.

As horas de produtividade são uma tática útil para lidar com o estresse do trabalho porque determinam que existe algum fim à vista – mesmo durante aqueles momentos em que você está totalmente sobrecarregado e tem apenas uma ou duas horas livres à noite. Felizmente, como você optou por se afastar do trabalho durante esse tempo livre, é muito menos provável que a culpa pela falta de produtividade apareça. Você pode compartimentalizar as histórias, o estresse, a ansiedade no trabalho – e a mentalidade de realização – enquanto encontra algum tempo para relaxar de verdade no processo. Mesmo durante períodos agitados, quando pode fazer mais sentido definir suas horas *livres* (em vez de suas horas de produtividade), você criará um pequeno intervalo de tempo para não se preocupar em realizar tarefas. A culpa e o estresse crônico no trabalho não vão se intrometer nesse período, sobretudo depois que você criar o hábito de manter esse tempo somente para si.

Existe também o que pode ser considerado um "efeito de prazo final" com as horas de produtividade. Quando você se dá uma quantidade limitada de tempo para fazer qualquer coisa – um prazo, em outras palavras – você não tem escolha a não ser se ajoelhar e agir como um Devoto da Produtividade. À medida que você aprende a calcular melhor quantas horas precisa, provavelmente ficará surpreso com o quanto você é capaz de fazer. A implantação dessa tática provavelmente liberará uma quantidade surpreendente de tempo para você.

Achei também divertido usar essas horas produtivas para o desenvolvimento deliberado de certas habilidades – incluindo aprender fotografia, novas linguagens de programação e a tocar piano (no qual ainda sou péssimo). Você não precisa levar nada muito a sério; relaxe, fique descontraído e comece a fazer coisas. Lembre-se de que a produtividade não precisa ser excessivamente estressante, sobretudo quando você trabalha com calma. Em geral, preocupe-se mais com a direção do que com a velocidade. A reflexão consciente é melhor do que a agitação sem direção, e o que você perde em velocidade será muito mais do que compensado pela deliberação.

Com o passar do tempo, certifique-se de fazer um esforço para usar as horas de produtividade para se concentrar em tarefas cada vez mais importantes no trabalho e em casa. Seu telefone, as mídias sociais e outras distrações estarão sempre esperando por você após essas horas – essas horas são para trabalhar em coisas que permitam que você dê conta de suas responsabilidades e progrida. Se estiver fazendo um trabalho que exige reflexão, certifique-se de ir um pouco mais devagar do que acha que deveria e dedique bastante tempo para ponderar – dois fatores cruciais de produtividade para trabalhar com a mente que lhe permitem agir de forma mais estratégica e menos reativa. É provável que você descubra que trabalhar mais devagar economiza tempo no final.

Quando realizar algo é importante, concentre-se na produtividade. Quando o significado é o que importa, deixe a produtividade de lado.

Obviamente, adeque esse conselho ao tipo de trabalho que faz e à vida que leva: se for vendedor, pode precisar se conectar com mais frequência à noite do que se for um romancista. Mas, quando o trabalho se impõe, inevitavelmente, às suas horas pessoais, acumule pequenas tarefas para trocar o estresse crônico da distração contínua pelo estresse agudo, porém contido, do trabalho.

Outra razão poderosa para essas horas funcionarem é que é pior estar sempre *trabalhando* aquém de sua capacidade do que fazer horas extras e ficar focado e produtivo. Blocos de trabalho focado levam ao envolvimento, o que nos faz sentir que existe um propósito por trás do que fazemos. Por outro lado, a verificação esporádica de e-mails de trabalho, o dia inteiro, leva a um estresse crônico desnecessário. Se você não recebe um adicional no salário para ficar de plantão, pense bem sobre a necessidade de fazer essa verificação, sobretudo se o trabalho for uma fonte significativa de estresse crônico. Faça isso independentemente do quanto o seu trabalho faz você se sentir valorizado.

Use seu tempo de lazer para relaxar, se conectar, descontrair e encontrar a calma, talvez preenchendo seu tempo com algumas das ideias do Capítulo 7. Durante essas horas, afaste-se de tudo que o deixa ansioso. Não se preocupe com produção, produtividade, resultados ou em colocar mais tarefas em seu tempo. Esse é o momento para você se beneficiar dos frutos de sua produtividade, não de aumentar suas listas de realizações. Talvez desfrutar algo em sua lista de coisas para saborear (uma ideia do Capítulo 4).

A culpa é uma forma de tensão interna e, no trabalho, muitas vezes é a maneira de nosso cérebro nos dizer que devemos trabalhar em outra coisa – que devemos nos atentar para o custo de oportunidade do nosso tempo. Se você não está acostumado a se desconectar intencionalmente, a culpa surgirá durante esse tempo de lazer, sobretudo quando você se acostumar com o ritmo de tirar esse tempo para si mesmo todos os dias. Isso é normal: apenas fique de olho na culpa e tente uma ou duas estratégias apresentadas mais adiante no livro (Capítulo 8) para evitar que a culpa arruíne seu tempo de lazer. A culpa surgirá durante suas horas de produtividade também. Quando isso acontecer, reflita se está trabalhando com intencionalidade e na melhor coisa possível.

Se decidir tentar essa tática de definir suas horas de produtividade por tamanho, espero que descubra o que eu descobri: que as horas de produtividade compartimentam o estresse do trabalho, enquanto criam tempo para a alegria.

Se você deseja aproveitar ainda mais esse tempo, aqui estão mais algumas dicas que achei úteis:

- **Lembre-se de que entender quantas horas de produtividade você necessita todos os dias leva tempo.** É quase garantido que você não acertará no início e se dará horas demais e depois horas de menos. Mas, com o passar do tempo, você se tornará mais consciente de sua capacidade diária de realização. Se está tendo dificuldades em calcular a quantidade de horas que deve reservar, reflita sobre questões, como quantas tarefas estão em sua lista para aquele dia, quantas reuniões agendadas, o grau de desgaste sentido, quanta energia tem e quanto tempo acha que as tarefas levarão para serem concluídas.
- **Tente manter um pouco de espaço entre a entrada no modo da produtividade para o trabalho e a vida doméstica e familiar.** Isso permite que você faça a transição de um papel em sua vida (ser líder, mentor, gerente, solucionador de problemas, executivo ou estudante) para outro (ser pai, avô, amigo ou modelo).
- **Mantenha uma "lista de tarefas pendentes" para quando estiver no modo de lazer.** Ou, pelo menos, registre as tarefas e ideias de trabalho que surgirem em algum lugar para que possa colocá-las de lado e ainda aproveitá-las mais tarde. Lembre-se: quanto menos alternar entre os dois modos, mais intensamente poderá trabalhar e relaxar.
- **Seja rígido com relação** à **hora de parar no final de seu intervalo de produtividade.** Pode ser útil fazer com que um alarme toque uma hora antes do fim das horas de produtividade.

Curiosamente, também pode ser útil parar de trabalhar no meio de uma tarefa, porque sua mente continuará, subconscientemente, a pensar nela até o dia seguinte. Experimente até encontrar o que funciona para você.

- **Tente limitar suas trocas entre os dois modos.** Quanto menos vezes alternar entre o modo de produtividade e o modo de lazer, menos confusão mental experimentará ao alternar constantemente para frente e para trás – e, como resultado, se sentirá mais no controle do seu dia. Lembre-se também de que não há problema em entrar no modo de produtividade aos poucos. Pode demorar alguns minutos para você alternar entre uma tarefa e outra ou até para começar a trabalhar, mas tudo bem. É inclusive normal que isso aconteça.
- **Seja flexível se estiver em um ritmo bom de trabalho quando chegar ao fim de suas horas de produtividade e quiser continuar a trabalhar.** Pense em dar um presente para si mesmo: se você tem um horário de trabalho flexível, tente trabalhar menos horas no dia seguinte ao de trabalho excessivo. Outra maneira de dar um presente a si mesmo (repito, se tiver um horário flexível) é trabalhar menos horas de produtividade nos dias em que trabalha em muitas tarefas, as quais vinha procrastinando.
- **Não entre no modo de produtividade muito cedo de manhã.** Por favor, eu imploro. Acorde devagar, comece o dia com tranquilidade e reflita sobre o que você quer tirar dele. Dificilmente alguma coisa fará você se sentir menos no controle do que verificar seu e-mail imediatamente após ter dormido. Manhãs lentas levam a dias ponderados.
- **Em casa, tente "corridas" de foco.** Se você tiver várias tarefas a fazer, tente marcar 15 minutos no cronômetro e desafie-se a finalizar o maior número possível de coisas, por exemplo, louças lavadas. Um intervalo breve de 15 minutos de tarefas

domésticas pode render tanto quanto 30 a 45 minutos de atividade fragmentada. Descobri que o pulo do gato com esses blocos de tempo menores é não tratar as interrupções com uma rigidez exagerada. Não há problema em ser interrompido, sobretudo pelas pessoas que ama. Lembre-se: as pessoas são a razão da produtividade. Não se esqueça disso quando seu filho ou seu cônjuge precisar de um abraço.

As horas de produtividade e a estrutura que elas fornecem são uma ótima maneira de definir limites para o trabalho todos os dias. E melhor ainda, com o passar do tempo, elas o levarão a progredir mais em direção aos seus objetivos.

A arte da produtividade é saber quando, para início de conversa, devemos nos preocupar com ela.

O inventário do estresse

Além de limitar a mentalidade de realização a suas horas de produtividade, vale a pena escrever uma lista dos estresses que você enfrenta em sua vida – sejam suas fontes crônicas ou agudas. Esta é a segunda estratégia a ser adicionada ao seu cinto de utilidades, que tem o benefício adicional de ser uma lista útil a ser consultada enquanto você lê este livro.

Aqui está o desafio: pegue uma folha de papel e liste tudo o que gera estresse em sua vida. **Não deixe nada de fora**. Pense em todo o seu dia: analise sua rotina matinal de trabalho (à qual pode valer a pena dedicar uma página inteira) e suas responsabilidades na vida pessoal. Não se preocupe com quais fontes são crônicas ou agudas, grandes ou pequenas; quais estressores provavelmente você deveria aceitar; e com quais está pensando em lidar. Tire tudo da cabeça e coloque na folha de papel. Lembre-se também de ampliar sua definição de estresse e incluir muitas das distrações que tende a ter, as quais servem como fontes pequenas, porém ocultas, de estresse.

Ver todas as fontes de estresse que enfrenta à sua frente permite que você se distancie delas – mesmo que considere algumas delas como positivas.

Depois de registrar os estressores que você enfrenta, distribua tudo em uma folha com duas colunas: uma para as fontes de estresse evitáveis e outra para as inevitáveis.* Antes de realizar essa etapa, um aviso: suas fontes de estresse inevitáveis provavelmente superarão em número as que são evitáveis. Isso é normal e esperado.

Lidando com os alvos fáceis

O estresse nos faz sentir ocupados, e a ocupação nos faz sentir produtivos e importantes. Mas, viver assim, com a mentalidade de realização, pode nos deixar desnecessariamente estressados. É isso que torna útil o exercício que acabei de apresentar: você pode se distanciar do estresse em sua vida para ver se ele é realmente necessário.

Ao realizar essa atividade, fiquei surpreso ao ver quantas fontes evitáveis de estresse eu enfrentava – sobretudo fontes de estresse crônico. Exemplos incluídos:

- **sites de notícias**, que constantemente me expunham a informações que minha mente percebia como uma ameaça, mas que me sentia compelido a verificar de qualquer maneira;

---

* A maioria das fontes de estresse crônico é evitável se você estiver suficientemente determinado a evitá-las. É possível anular o estresse de adquirir uma casa mudando-se para uma alugada, assim como é possível eliminar todo o estresse dos relacionamentos em sua vida tornando-se um eremita. Se o trabalho o estressa, você também pode abrir mão de todas as suas posses terrenas e se tornar um monge. Obviamente, só porque você pode eliminar uma fonte de estresse não significa que você deva – às vezes, eliminar o estresse leva a mais estresse, porque o significado que esses estressores trazem para sua vida é eliminado junto com eles. Ao preparar suas listas, seja realista com o que é fácil e com o que é difícil de controlar, tendo em mente que é possível controlar a maioria dos estressores se você se esforçar o suficiente.

- **noticiários noturnos**, que me deixavam ansioso logo antes de me deitar;
- **atualizações desnecessárias de e-mail**, onde eu encontrava incêndios estressantes para apagar e novas tarefas para realizar;
- um **relacionamento tóxico** que estava afetando meus níveis de estresse, com o qual me envolvia regularmente;
- **medidas de desempenho** que eu consultava regularmente – *downloads* de *podcasts*, visitas aos meus sites e as vendas de livros – o que me deixava eufórico ou deprimido, dependendo dos números naquele dia (ou hora);
- dois **clientes de consultoria** que me causavam muito mais estresse do que todos os outros juntos;
- **Twitter**, que me dava um fluxo constante de atualizações negativas e indutoras de raiva; e
- **Instagram**, que me mostrava coisas para invejar e mensagens na caixa de entrada para ler, misturadas com imagens mais inovadoras que me mantinham vidrado.

Dependendo da força de uma fonte de estresse em sua vida, controlá-la pode exigir bastante trabalho. Nem sempre é tão simples como cancelar sua conta do Facebook, embora eu ainda não conheça ninguém que se arrependa de ter feito isso. É provável que elaborar um plano para eliminar um relacionamento tóxico seja mais difícil de concretizar do que lidar com o estresse mental que você enfrenta por ter uma casa bagunçada. Da mesma forma, encontrar um jeito de abandonar um projeto que causa a maior parte de seu estresse no trabalho pode ser mais difícil do que se afastar de uma atividade de lazer sem importância após o trabalho.

É provável que você resista a essa atividade. Mas se leva a sério a busca pela calma, eu o incentivo a não ignorá-la. Essa resistência faz parte do processo. E como abordarei no próximo capítulo, o estresse crônico pode lhe custar muito mais caro do que imagina.

...

Eu lidei com minhas próprias fontes evitáveis de estresse, uma por uma. Substituí sites de notícias e transmissões pela assinatura de um jornal matutino – trocando fontes de notícias que eram atualizadas a cada cinco minutos por um resumo analógico que era atualizado uma vez por dia. Certifiquei-me de sempre ter um motivo específico e significativo para verificar as contas das mídias sociais. Quanto aos e-mails, limitei-me a verificá-los uma vez por dia, fora do horário de produtividade (e juntei essa verificação a outras pequenas tarefas que surgiam).

Conselhos como esse são muito mais fáceis de dar do que de implementar. Mas se você está se sentindo estressado, ansioso ou esgotado, precisa eliminar as fontes evitáveis de estresse crônico de sua vida. Faça uma seleção da lista que criou, mas tente dar conta de alguns. Se fazer isso for difícil agora, não se preocupe: vou fornecer estratégias adicionais para você dar conta disso nos próximos capítulos. Por enquanto, faça o que puder.

Mesmo quando uma fonte de estresse crônico é difícil de eliminar – seja porque você se acostumou a ela ou porque teria dificuldades em removê-la de sua vida – quase sempre vale a pena fazê-lo. Cada fonte de estresse crônico negativo que você elimina de sua vida é um sentimento falso de produtividade a menos que está sobrecarregando o tempo reservado para realizações genuínas e um fator a menos que contribui para o esgotamento, ao qual voltarei no próximo capítulo.

Como descobri em primeira mão, o esgotamento é algo que nunca se deve precisar enfrentar. Da mesma forma que a mentalidade de realização, ele também nos afasta da calma.

Capítulo 3

A equação do esgotamento

Não reativo ao estresse

Se, depois de ler o capítulo anterior, você ainda precisa de um empurrãozinho para controlar o estresse crônico desnecessário, aqui está uma lição que aprendi da maneira mais dolorosa: o resultado do estresse crônico é o esgotamento. Como a Organização Mundial da Saúde define[1] em sua Classificação Internacional de Doenças, o esgotamento é o resultado direto do "estresse crônico, no local de trabalho, o qual não foi gerenciado com sucesso".*

É impossível atingir o esgotamento sem passar primeiro pelo estresse crônico implacável. Isso dificulta lidar com as fontes evitáveis de estresse crônico, mesmo que você tenha que aproveitar todas as oportunidades para fazê-lo ou que sua mente resista ao processo. Porque, de outra forma, o esgotamento é inevitável.

---

* A Organização Mundial da Saúde define o *burnout* ou esgotamento como um fenômeno estritamente laboral. Dito isso, à medida que os limites entre o trabalho e a vida doméstica se tornam cada vez mais confusos, essas ideias também podem ser estendidas para a vida doméstica.

Conforme mencionei no capítulo anterior, cada vez que nos deparamos com uma situação estressante, nosso corpo ativa sua resposta ao estresse, liberando cortisol, o hormônio do estresse, em nosso corpo e mente. A intensidade dessa resposta ao estresse depende de duas coisas: o tempo que ficamos expostos ao estresse e a gravidade dele. Dar uma palestra de três horas[2] na frente de 250 desconhecidos, todos críticos em potencial, provocará uma resposta de estresse mais forte do que assistir a algum noticiário exagerado na televisão a cabo durante 30 minutos. De qualquer forma, o cortisol mobiliza nossos corpos para enfrentar uma ameaça percebida. Logo, o estresse não é apenas um desafio mental que enfrentamos – acontece dentro do nosso corpo, em um nível químico.

Alguns meses depois do início da minha jornada rumo à calma, enquanto conduzia mais pesquisas sobre estresse e ansiedade, cuspi em um tubo de ensaio de plástico durante algumas semanas em nome da compreensão da minha situação de esgotamento. Depois de fazer um teste de esgotamento abrangente – o *Maslach Burnout Inventory* – descobri, como esperava, que eu estava esgotado. Mas, mais ou menos na mesma época, também fiquei curioso sobre como estavam meus níveis de cortisol e fiz o teste salivar.

Quando experimentamos uma quantidade significativa de estresse crônico por um período prolongado – por exemplo, depois de nos ser atribuído um número exagerado de projetos no trabalho ou, no meu caso, após viagens de negócios frequentes – nosso corpo se cansa de passar constantemente por toda a ladainha da resposta ao estresse. Pesquisas descobriram que, quando experimentamos estresse crônico por muito tempo, o corpo "responde, em algum momento, reduzindo a produção de cortisol até níveis anormalmente baixos". Pesquisadores descrevem que é como se "o *próprio* sistema de resposta ao estresse do nosso corpo estivesse esgotado"[3] (*ênfase minha*).

Normalmente, os níveis de cortisol são mais altos quando acordamos de manhã. Isso é, em parte, o que nos mobiliza a sair da cama. Também pode ser por isso que temos mais dificuldade para sair da cama quando estamos passando por um período especialmente estressante. O corpo diminui a quantidade de cortisol que produz. Imaginando que o estresse diário o produzirá de qualquer maneira, o corpo interrompe sua produção rotineira de cortisol. Estudos sugerem[4] que aqueles diagnosticados com esgotamento têm níveis de cortisol muito mais baixos pela manhã[5] em comparação com indivíduos que não estão esgotados.*

Um teste de cortisol salivar é uma medida menos confiável de esgotamento do que o *Maslach Burnout Inventory* (o qual abordarei muito em breve). Mas eu estava curioso demais para deixar de fazer um. O resultado me surpreendeu.

Aqui está um gráfico de como nossos níveis *deveriam* parecer em um determinado dia, subindo vertiginosamente de manhã e em queda para níveis mais razoáveis ao longo do restante do dia:

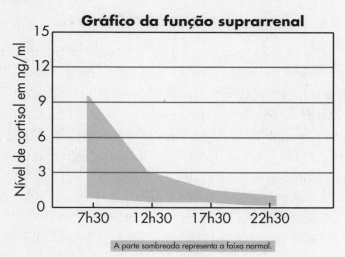

A parte sombreada representa a faixa normal.

---

* Curiosamente, é por isso que podemos obter um efeito maior da cafeína quando a consumimos por volta das 10h30, em vez de mais cedo de manhã. Poucas horas depois de acordarmos, os níveis de cortisol ficam naturalmente um pouco mais baixos, assim como a energia – dessa forma, sentimos mais claramente o choque de energia.

A equação do esgotamento 51

O meu gráfico não poderia ser mais diferente. Quando os resultados dos meus testes chegaram, descobri que meus níveis de cortisol haviam praticamente zerado:

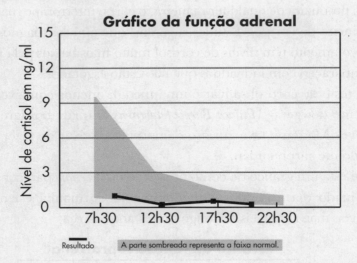

Meu corpo estava completamente esgotado. Em um nível químico, meu sistema de resposta ao estresse havia entrado em colapso. Mesmo reagindo a uma fonte de estresse positivo que me *animava* – dar uma palestra diante de um grupo de pessoas ou sair de férias –, meu corpo se recusava a se mobilizar. Ao mesmo tempo, minha mente se recusava a ficar empolgada com as oportunidades que surgiam em meu caminho. Eu não tinha mais nada para dar.

Se eu tivesse me esforçado mais para parar de me alimentar com estresse crônico, teria me saído muito melhor.

Em vez disso, me vi tendo que enfrentar um diagnóstico positivo de esgotamento.

A equação do esgotamento

Depois de explorar mais ainda a literatura científica, descobri algumas ideias curiosas sobre o esgotamento e como ele nos afasta da calma.

Uma dessas ideias diz respeito ao seu verdadeiro significado. O sentimento de exaustão é tão comumente associado ao esgotamento que as pessoas usam os dois termos de forma intercambiável. No entanto, aqueles que fazem essa associação perdem *dois terços* da equação do esgotamento.

Ao contrário do que muitos acreditam, o esgotamento não é apenas exaustão. Ele nos deixa exaustos – assim como fatigados, depauperados e desgastados. Mas também precisamos sentir duas outras coisas: *cinismo* e *improdutividade*. Para estar totalmente esgotado, precisamos dos três fatores.

O cinismo é uma sensação[6] de distanciamento em que nos sentimos negativos, irritáveis, retraídos e, em alguns casos, dissociados do trabalho que estamos fazendo. Ele é a fonte mais profunda daquela atitude *pegue esse emprego e enfie naquele lugar*. Com essa dimensão de esgotamento, as aparências podem ser enganosas: só porque o trabalho parece significativo na superfície, isso não significa que assim seja quando o fazemos. Basta perguntar a qualquer profissional de saúde que teve que lidar com a pandemia. O esgotamento foi um fenômeno observado, de início, na área da saúde – cujas profissões parecem significativas na superfície, mas que, quando você olha para a atividade do dia a dia, estão repletas de fontes de estresse crônico. (O campo, é claro, também está repleto de fontes mais significativas de estresse agudo.)

Além de nos sentirmos cínicos, também precisamos nos sentir improdutivos – como se não fôssemos bons no que fazemos ou não estivéssemos realizando o suficiente, como se nossos esforços não servissem para beneficiar ninguém. Essa dimensão do esgotamento tem o potencial de alimentar uma espiral descendente: quanto mais esgotados nos sentimos, com mais tarefas sem sentido nos envolvemos. Isso projeta uma miragem de produtividade para nossa mente avaliadora, mas nos torna ainda menos produtivos ao longo do tempo, sobretudo à medida que assumimos mais estresse crônico.

Não estamos oficialmente esgotados sem os três ingredientes – exaustão, cinismo e sensação de improdutividade.

Uma vez que este é um livro sobre calma, o esgotamento pode parecer um desvio e, como seria de esperar, ele e a ansiedade são considerados conceitos distintos pelos pesquisadores. Mas vale a pena explorar o esgotamento, mesmo porque a relação entre ele e a ansiedade é muito forte. Um estudo[7] descobriu que 59% dos diagnosticados como esgotados também foram diagnosticados com um transtorno de ansiedade – possivelmente devido ao estresse crônico, uma vez que pesquisas mostram que a ansiedade pode ser considerada uma "patologia que atua como um fator de proteção contra situações ameaçadoras". Outra patologia que se sobrepõe ao esgotamento é a depressão, para a qual muitas das ideias deste livro podem ser úteis. Em um estudo,[8] verificou-se que 58% das pessoas clinicamente diagnosticadas como esgotadas experimentaram depressão ou episódios depressivos. Embora a relação exata entre os três fenômenos não seja clara,[9] eles provavelmente compartilham antecedentes comuns, incluindo estresse crônico e outros fatores biológicos.

É claro que, mesmo se o diagnóstico for de esgotamento, experimentar apenas *uma* de suas três características é angustiante e pode servir como um trampolim para chegar ao extremo dessa condição. De um modo geral, se estiver se sentindo exausto, concentre-se em sua carga de trabalho. Se estiver desinteressado, invista em relacionamentos sociais e encontre maneiras de aprofundar os relacionamentos com seus colegas de trabalho, se puder. Se você se sentir cínico, identifique se tem os recursos[10] necessários para desempenhar sua função e, de novo, tente redobrar os esforços para melhorar mais ainda seus relacionamentos com seus colegas, caso possível.

• • •

Enquanto refletia sobre os eventos do meu trabalho e da minha vida particular que haviam culminado com o ataque de pânico no palco, pequenas lembranças passaram pela minha mente como meteoros, lembretes do meu nível de esgotamento. Concluir tarefas simples era como mover uma montanha. Esta é uma lição que reaprendi constantemente em minha jornada rumo à calma: os momentos mais simples em que percebi que algo parecia não estar certo foram as experiências com as quais eu mais aprendi. As dificuldades em realizar até mesmo as tarefas mais básicas; as vezes em que reli repetidamente um e-mail antes de pensar em como responder; as vezes que eu sentia meu ânimo despencar na noite de domingo só de pensar em ir trabalhar na manhã seguinte.

Em outra memória semelhante, lembro-me de tentar fazer algum trabalho em um avião. Com meu *laptop* aberto à minha frente, ao responder aos e-mails, me peguei olhando para os mesmos e-mails sem importância na minha caixa de entrada durante a maior parte daquelas duas horas de voo. Responder a essas mensagens exigia apenas algumas palavras e não muito pensamento; mas, naquela hora, aquilo parecia a tarefa mais difícil do mundo. Minha mente tinha desistido, e eu não conseguia me mobilizar para aceitar o desafio.

Sentado no avião, também senti o desejo de me distrair para escapar dessa frustração – envolver-me em atividades para me sentir produtivo. Provavelmente, eu deveria ter fechado meu *laptop* e pegado um romance no compartimento de bagagem superior. Em vez disso, me envolvi com as mesmas poucas tarefas inúteis repetidas vezes. Esperava a chegada dos e-mails – e depois os excluía rapidamente para me reconectar com a miragem da produtividade. Ao atualizar minha mídia social mais uma vez no *laptop*, eu novamente me convencia de que estava fazendo algo útil. Essas distrações alimentaram o ciclo de estresse crônico que me levou a me sentir exausto, improdutivo e cínico.

Quando eu tinha prazo a cumprir e precisava trabalhar, ainda assim eu conseguia resistir à distração – eu estabelecia a intenção de fazer algo, controlava as distrações e começava a trabalhar. Fora do expediente, porém, a armadilha em que caía constantemente era me envolver com estresse crônico quando não precisava – sobretudo com as fontes que me forneciam validação, como os e-mails.

Mesmo depois de fazer o melhor possível para controlar todo o estresse crônico que podia, eu sabia que tinha de fazer mais ainda.

Foi quando falei com Christina Maslach.

O canário

Christina Maslach é psicóloga social e professora emérita da Universidade da Califórnia, Berkeley. Ela também é a coinventora, juntamente com Susan Jackson, do *Maslach Burnout Inventory*, a escala de medida mais comumente usada para avaliar o esgotamento, que foi citado na literatura científica dezenas de milhares de vezes e traduzido para quase cinquenta idiomas até o momento em que escrevo este livro. Ao fazer um mergulho profundo no vasto corpo de pesquisas de Maslach, encontrei algumas ideias adicionais sobre o esgotamento que me deixaram mais tranquilo.

A primeira diz respeito às ideias de individualismo e estresse. Na minha conversa com Maslach, ficou claro que uma de suas maiores frustrações com a narrativa popular sobre o esgotamento e com o estresse crônico, é como presumimos que ele é inteiramente nossa culpa.

Segundo ela me disse:

> "Muito da maneira como lidamos com o esgotamento envolve eliminar as pessoas que 'não sabem lidar com o estresse', embora recomendemos a todos que se exercitem mais, meditem, comam de maneira saudável e tomem pílulas para dormir. Mas o que as pessoas não percebem é que o esgotamento não é um problema a ser resolvido pelo indivíduo – ele é um problema social".[11]

Como Maslach escreveu,[12] se estamos "descobrindo que está ficando cada vez mais difícil lidar com [nosso] local de trabalho, então a questão que se coloca é por que não procuramos consertar o trabalho", em vez de *nos* consertar.

Infelizmente, no local de trabalho moderno, onde há esgotamento, há muitas vezes também uma cultura para encobri-lo. Faz sentido: muitas vezes, o esgotamento é percebido como um sinal de fraqueza em locais de trabalho que colocam grandes expectativas sobre o que os funcionários realizam com seu tempo – e onde, praticamente, todos também estão trabalhando em sua capacidade máxima. Se todos os outros conseguem lidar com a pressão, você também deve ser capaz de fazê-lo.

Felizmente para nós (e para nossa saúde mental), Maslach não poderia discordar mais fortemente dessa noção. "O esgotamento é visto como uma doença individual, como um problema médico, uma falha ou uma fraqueza. A verdade é que, embora alguns de nós usem o esgotamento como um distintivo de honra, em geral, ele é um sinal de que estamos trabalhando em um local insalubre, que não é adequado para nós."[13] E, se estamos passando por um esgotamento, é possível que outros também estejam.

Maslach chega ao ponto de comparar uma ocorrência de esgotamento a um "canário na mina de carvão".

A história por trás dessa comparação é curiosa. Os canários absorvem uma grande quantidade de oxigênio e, por isso, conseguem voar em altitudes mais altas do que outras aves. Por causa de sua biologia, eles recebem uma dose de oxigênio tanto na hora de inspirar quanto na de expirar. Isso significa que,[14] em uma mina subterrânea cheia de gases tóxicos, como o monóxido de carbono, os pássaros recebem uma dose dupla de qualquer veneno presente no ar. O envio de canários para as minas de carvão alertava os mineiros sobre possíveis perigos antes de eles entrarem: os canários eram envenenados no lugar dos mineiros (pobres canários).

Maslach considera o canário na mina de carvão uma analogia apropriada para o esgotamento. Nos locais de trabalho onde realizou pesquisas sobre esgotamento, ela descreve o espanto que os integrantes de equipes demonstram quando descobrem que não são a única pessoa que se sente exausta, cínica e improdutiva.

Em um desses locais de trabalho,[15] ela pesquisou e resumiu: "Era quase uma fonte de orgulho trabalhar até tarde da noite e não sair até que o trabalho estivesse concluído". Quando, em uma palestra, ela compartilhou os resultados de sua pesquisa com essa equipe específica, descrevendo quantos deles admitiram estar esgotados, ela quase imediatamente perdeu a atenção de seu público. As pessoas pararam de ouvir: "Todo mundo começou a se virar e conversar uns com os outros". No momento em que ela deu às pessoas a chance de refletir, "perceberam a gravidade do problema". Se o primeiro caso de esgotamento tivesse sido discutido e tratado mais abertamente, talvez o local de trabalho pudesse ter interrompido sua trajetória descendente e mais abrangente rumo a um nível tóxico de excesso de trabalho e de diminuição da produtividade.

De uma maneira estranhamente indireta, a própria Maslach tem uma grande capacidade de identificar ambientes sociais que saíram do controle, incluindo aqueles que outros considerariam normais. O esgotamento é, obviamente, um desses fenômenos. Outro é um que ela encontrou no início de sua carreira,[16] em 1971 – três anos antes do termo *burnout*, ou "esgotamento", ser cunhado pelo psicólogo Herbert Freudenberger. Na época, ela estava namorando Philip Zimbardo (com quem mais tarde se casaria). Ele estava conduzindo um experimento na Universidade de Stanford que investigava os efeitos da percepção do poder e da identidade de grupo. O experimento designou os participantes como "prisioneiros" ou "guardas prisionais" e os fez viver esses papéis em uma prisão fictícia durante duas semanas.

Se você estiver familiarizado com o infame Experimento de Aprisionamento de Stanford, saberá que ele rapidamente fugiu do controle. Os guardas prisionais se tornaram abusivos em relação às pessoas que haviam assumido o papel de prisioneiros, as quais começaram a se considerar prisioneiras de *verdade*, não apenas pessoas em um estudo. Elas rapidamente internalizaram as histórias que tinham de viver ficticiamente, as quais se tornaram suas identidades presumidas. Embora o experimento tenha sido desastroso,[17] felizmente para todos os envolvidos, uma pessoa questionou sua moralidade: Christina Maslach. De fato, como Zimbardo, que conduziu o experimento, contaria mais tarde em seu livro *O efeito Lúcifer*, das cinquenta pessoas que visitaram o experimento, Maslach foi *a única* que o questionou e sugeriu que ele fosse interrompido.

Ela era o canário na mina de carvão.

Como Maslach afirmou mais tarde,[18] os participantes do experimento "internalizaram um conjunto de valores prisionais destrutivos, que os distanciaram de seus próprios valores humanitários". Compare isso com a forma como, de uma maneira reconhecidamente muito menos extrema, um foco excessivo na realização evita que pensemos sobre o preço que o trabalho cobra de nossa saúde mental e física. Pensamos que ser prisioneiro em um trabalho que consideramos cronicamente estressante é normal. Ou, da mesma forma, veja como também adotamos, com rapidez, novas histórias sobre o trabalho: ele nos induz a assumir o papel de alguém que precisa passar por períodos de esgotamento, como se isso fosse algum fenômeno que todos deveriam experimentar.

Maslach deixou claro para mim, no entanto, que embora o esgotamento possa ser corriqueiro, não deve ser considerado normal. Como ela se refere a esse fenômeno, essa "ignorância pluralista" em torno do esgotamento simplesmente não é algo que devemos suportar ou mesmo sofrer com paciência.

Se você está passando por uma situação de esgotamento – ou apenas sente que está a caminho de ficar esgotado – em vez de se perguntar o que há de errado com você, seja mais como Christina Maslach e identifique um ambiente de trabalho perigoso se estiver em um. Estar em um ambiente como esse pode prejudicar o corpo e a mente. Como mencionei, no nível mental, o esgotamento pode levar à ansiedade e à depressão ao mesmo tempo. As consequências físicas do esgotamento também se acumulam rapidamente, conforme as conclusões de uma metanálise[19] (um estudo que filtra todas as pesquisas mais importantes sobre um tópico e resume nosso conhecimento sobre ele). Essa metanálise abarcou cerca de mil estudos sobre o esgotamento e descobriu que ele é um preditor significativo de um excesso de fatores relacionados à saúde física para serem mencionados em uma só frase, incluindo: "hipercolesterolemia, diabetes tipo 2, doença arterial coronariana, hospitalização por doença cardiovascular, dor musculoesquelética, mudanças nas experiências de dor, fadiga prolongada, dores de cabeça, problemas gastrointestinais, problemas respiratórios, lesões graves e mortalidade abaixo de 45 anos". Esqueça sua saúde mental – vale a pena controlar o esgotamento apenas por causa de suas consequências físicas.

O limiar de esgotamento

Então, como podemos superar o fenômeno do esgotamento?

Primeiro, podemos reduzir a quantidade de estresse crônico que enfrentamos. Lembre-se de que, embora o esgotamento tenha sido tradicionalmente definido como um fenômeno que ocorre no local de trabalho, o estresse pessoal também contribui para ele. Quanto mais estresse crônico você conseguir evitar, mais progresso fará no combate ao esgotamento.

A segunda maneira de superá-lo é pelo aumento do que pode ser considerado nosso "limiar de esgotamento" – quanto estresse crônico precisa se acumular em nossas vidas para nos levar ao esgotamento (vamos abordar estratégias para aumentar esse limiar no Capítulo 7).

Lembre-se de que experimentamos o esgotamento quando o estresse crônico em nossa vida se acumula e chega a um ponto em que não somos mais capazes de lidar com todo ele.

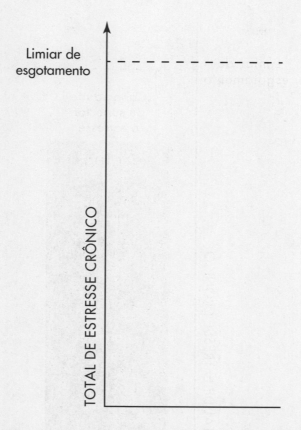

Dessa forma, há um certo limite máximo de esgotamento que podemos ultrapassar, aquele ponto em que o estresse crônico se torna excessivo.

A cada novo desafio, responsabilidade ou outra fonte de estresse repetitivo que enfrentamos – como uma quantidade significativa de viagens de trabalho –, chegamos um pouco mais perto desse limiar de esgotamento. (Em geral, também experimentamos mais estresse *agudo*, mas o estresse crônico contribui de uma maneira muito mais forte para o esgotamento.) Dependendo de quanto estresse experimentamos em todas as áreas de nossa vida, as camadas de estresse crônico variam em espessura, como apresentado no gráfico anterior.

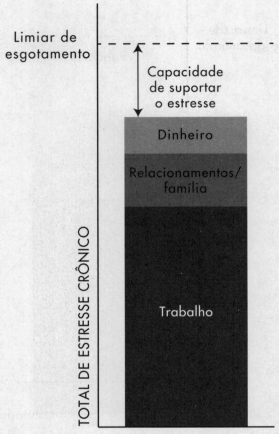

Quando não estamos esgotados, existe também uma lacuna saudável entre quanto estresse crônico sofremos e nosso limiar de esgotamento – isso cria a capacidade para aguentar estresse adicional, ou para lidarmos com eventos imprevistos que nos estressam.

Mais tarde, porém, um número exagerado de fontes de estresse pode exceder nossa capacidade. Veja o estresse crônico que decorre, digamos, de alguma pandemia global teórica:

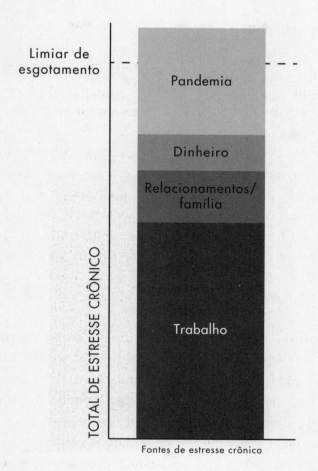

Quando já começamos com uma quantidade significativa de estresse crônico, uma nova fonte dele pode servir apenas como a gota d'água que faz tudo transbordar.

Essa é mais uma razão pela qual vale a pena controlar o estresse crônico: isso nos torna mais resistentes ao estresse *futuro*.

Os seis fatores de esgotamento

Existe uma maneira de entender o esgotamento mais ainda – uma segunda lição que aprendi com Maslach. Desconstruir os seis fatores

A equação do esgotamento 63

que contribuem para o esgotamento nos permite entender o que está causando a situação e nos dá a consciência para superá-la.

De acordo com as pesquisas de Maslach, seis áreas de nosso trabalho atuam[20] como placas de Pétri* onde o estresse crônico pode incubar. Foi demonstrado que o estresse que decorre dessas seis áreas de nosso trabalho, longitudinalmente com o passar do tempo, nos leva ao limiar do esgotamento – precisamos apenas que alguns dos fatores de esgotamento estejam fora de sintonia para começarmos a despencar. Mais de um desses fatores pode ser uma área problemática para você. Ao ler esta seção, preste atenção especial ao desempenho de seu trabalho nas seis áreas e, se desejar, faça um lembrete mental de quais são suas áreas problemáticas. Esses seis fatores se aplicam igualmente a uma mãe que fica em casa em tempo integral e ao CEO de uma empresa do Índice Fortune 500 cujos filhos saíram de casa.

O primeiro fator dos seis apresentados é a **carga de trabalho**[21] – até que ponto a quantidade de trabalho que temos é sustentável. Existe uma correlação forte entre a carga de trabalho e o quanto nos sentimos exaustos (uma das três características do esgotamento). Muitas vezes, as demandas do trabalho são grandes demais e precisamos fazer horas extras, durante a noite, nos fins de semana e nas férias. Um aumento ocasional na carga de trabalho é normal – como quando estamos tentando cumprir um prazo que está prestes a se esgotar – mas quando enfrentamos uma carga de trabalho que excede nossos limites habituais todos os dias, nunca temos uma chance de nos recuperar. Idealmente, temos uma carga de trabalho[22] que é aproximadamente equivalente à nossa capacidade de realizá-lo – é mais provável que isso nos leve a um estado de "fluxo", em que estamos envolvidos no que estamos fazendo, e o tempo passa como se não existisse de forma alguma.

---

* Placas utilizadas por cientistas para realizar cultura de micro-organismos. (N.T.)

O segundo fator de esgotamento é a falta de **controle**.[23] Esse fator está enraizado em diversas questões, incluindo quanta autonomia temos, se temos os recursos para realizar um trabalho do qual nos orgulhamos e se temos liberdade para interferir nos projetos em que estamos trabalhando. As pesquisas mostram[24] que quanto mais controle temos sobre o trabalho, maior a satisfação e o desempenho nele e mais resiliente será nossa saúde mental. Uma fonte comum[25] de falta de controle é o conflito de papéis – quando temos dois chefes, ou de alguma outra maneira estamos subordinados a mais de uma pessoa, ou temos demandas conflitantes de várias pessoas. Os pesquisadores demonstraram uma ligação clara e forte entre a falta de controle e a condição de esgotamento.

O terceiro fator, a **recompensa insuficiente**,[26] aumenta drasticamente a probabilidade de esgotamento. Embora tenhamos a tendência de pensar no dinheiro quando pensamos nas recompensas do trabalho, ele está longe de ser a única moeda que extraímos dele. As recompensas do trabalho podem ser financeiras (dinheiro, bônus e opções de ações), mas também podem ser sociais (reconhecimento pelas contribuições que fazemos) e intrínsecas (considerar o trabalho recompensador por si só). Quanto menos equitativamente somos recompensados, mais incapazes nos sentimos – o que contribui para a dimensão da incapacidade, que é um componente central do esgotamento.*

---

* Se você é chefe, uma das melhores coisas a fazer pela saúde de sua equipe é dar elogios mais autênticos aos membros que fazem um trabalho genuinamente bom. Este é um conselho simples que vale a pena mencionar por uma razão: não elogiamos os outros o suficiente. Um estudo descobriu que, se você é gerente,[27] pode aumentar a taxa de retenção de novos contratados para cerca de 96% com apenas quatro manifestações elogiosas em um trimestre, comparado com a média de 80%. Dado o custo médio de substituição de um funcionário, cada uma dessas quatro ocasiões de elogio genuíno pode economizar até US$ 10 mil para sua equipe. Como você pode imaginar, o elogio precisa ser genuíno para funcionar – caso contrário, o tiro pode sair pela culatra.

O quarto fator de esgotamento é a **comunidade**,[28] que diz respeito à qualidade dos relacionamentos e das interações no trabalho. Obtemos uma imensa quantidade de envolvimento[29] e motivação dos relacionamentos profissionais e experimentamos muito estresse por causa de conflitos não resolvidos ou da falta de apoio de colegas, ou quando o ambiente de trabalho promove a falta de confiança. Uma comunidade de trabalho que não é apoiadora pode ser desastrosa não apenas para a produtividade, mas também pode contribuir para o esgotamento. É fundamental que haja o sentimento de pertencimento.

A **justiça** é o quinto fator.[30] Maslach define justiça como "o quanto as decisões no trabalho são percebidas como justas e as pessoas são tratadas com respeito".[31] Um local de trabalho justo promove os funcionários de maneira justa e compreensível e trata os funcionários com apoio e respeito. Locais de trabalho justos promovem envolvimento em vez de esgotamento. A falta de justiça contribui fortemente para o cinismo, uma característica do esgotamento.

O sexto e último fator de esgotamento decorre do conflito com nossos **valores**.[32] Essencialmente, os valores são o que nos permite conectar com o trabalho em um nível mais profundo. Quando o trabalho se conecta com o que valorizamos, sentimos que podemos expressar nossos valores por meio de ações, o que o torna mais significativo. Idealmente, o trabalho deve nos fornecer uma sensação de propósito na vida. Se você foi inicialmente atraído para o seu trabalho ou sua carreira por algo que não seja dinheiro, provavelmente viu como ele se alinhava com o que realmente você se importa. Quanto menos alinhados nossos valores estiverem com nossa equipe e nosso empregador, menor a probabilidade de acharmos o trabalho significativo e maior a probabilidade de ficarmos esgotados. Pesquisas sugerem que os valores[33] são a principal "conexão motivadora" entre nós e o local de trabalho. Isso é muito mais do que acreditar na declaração de missão inconsistente da sua empresa: trata-se de sentir que o trabalho realmente importa.

Esses seis fatores estão tão profundamente inseridos no trabalho e, em alguns casos, na vida, que, se você estiver sofrendo de esgotamento, talvez precise mudar completamente o trabalho que faz (ou a equipe com quem trabalha) para deixar de se sentir assim. Se está em um ambiente que provoca a maioria dos seis fatores, a solução para o esgotamento pode ser grave, ou talvez improvável: demitir-se e encontrar um emprego que realmente respeite você e seu talento.*

A maioria desses fatores é universal – se você os experimenta, é provável que seus colegas também sintam da mesma maneira. Se está atolado até o pescoço em coisas para fazer (carga de trabalho), com pouco a dizer sobre suas tarefas (controle) e ainda por cima se sente desconectado daqueles com quem você trabalha (comunidade), é provável que seus colegas sintam o mesmo.

Em contraste, alguns fatores, como os valores, são mais pessoais: é possível que aquilo que você valoriza seja diferente do que os seus colegas valorizam. Por exemplo, se você aprecia a comunidade e a gentileza, e se encontra em um ambiente competitivo e implacável, provavelmente ficará exausto e desassociado do trabalho que faz. Dessa forma, o esgotamento pode significar que seu ambiente de trabalho é perigoso para sua saúde mental e para o seu bemestar, ou que seu trabalho simplesmente não combina com sua personalidade e com seus valores. (Se quiser avaliar, com profundidade, o quanto seu ambiente de trabalho é tóxico ou é apenas uma combinação ruim

---

* Se você é um gerente que teve um ou mais funcionários esgotados, pode ser necessário confrontar uma verdade desconfortável: o ambiente de trabalho que você criou para sua equipe é tóxico e sua equipe está enfrentando um nível insalubre de estresse crônico. Pense bastante sobre o que está sobrecarregando os integrantes de sua equipe, passando metodicamente pelos seis fatores do esgotamento: essas são as alavancas que você pode pressionar para aumentar a felicidade e a saúde de seus funcionários. Isso também tornará sua equipe mais produtiva, mas nem é preciso dizer que a saúde mental deles é muito mais importante. (Preste atenção especial à carga de trabalho, ao controle e aos valores – as pesquisas sugerem que essas são as melhores alavancas para começar.[34])

de fatores, tente encontrar um mentor ou um colega em quem possa confiar para identificar se o esgotamento é um problema generalizado. Se essa pessoa não existir, considere quantas de suas fontes de estresse seriam enfrentadas por alguém que é mais adequado para o seu trabalho do que você.) De qualquer forma, realmente não importa a razão pela qual um trabalho não é adequado para você. Se achar que está esgotado ou que está caminhando nessa direção, precisa encontrar uma maneira de moldar seu trabalho para que ele não o esgote. É possível fazer isso determinando quais dos seis fatores estão fora de controle. Assim, você poderá ver quais áreas estão provocando mais sofrimento e fazer um plano para melhorar ou aguentar a situação enquanto procura ativamente uma oportunidade melhor em outro lugar.

Para começar:

- classifique, de zero a dez, quanto estresse enfrenta em cada um desses itens: carga de trabalho, controle, recompensa, comunidade, justiça e valores;
- identifique quais dos problemas estruturais que está enfrentando nas seis áreas são corrigíveis – e quais indicam um ambiente de trabalho tóxico do qual precisa se livrar;
- se mesmo assim você enfrenta bastante estresse crônico em geral, reflita sobre sua aptidão para esse trabalho.

Às vezes, não temos escolha a não ser trabalhar onde trabalhamos – há contas a pagar e outras empresas do nosso setor podem tratar os funcionários igualmente mal. Mas também existem momentos em que podemos escapar de uma situação terrível, supondo que as outras empresas não sejam tão ruins assim.

Outras vezes, vale a pena trabalhar dentro da empresa para melhorar as coisas não apenas para nós mesmos, mas também para o restante de nossa equipe. Se pensa em sair de qualquer maneira, talvez valha a pena tentar – se as pesquisas de Maslach forem uma indicação, outras pessoas podem sentir o mesmo que você.

Se o caminho para a produtividade passa pela calma, um trabalho que o deixa constantemente esgotado é um beco sem saída.

Consertando os seis

Em minha própria jornada, percebi rapidamente que meu trabalho era uma mistura de situações de esgotamento: eu era saudável em algumas dimensões e não em outras. Você provavelmente está no mesmo barco.

Um problema era óbvio: eu tinha trabalho demais para fazer; em grande parte, eram projetos de consultoria que eu havia assumido. Se acha que está no caminho do esgotamento e que a carga de trabalho é um problema, deve fazer o que puder para reduzi-la. Essa é uma das intervenções clínicas mais comuns que os profissionais de saúde recomendam para superar o esgotamento. Lembre-se: a melhor maneira de reduzir o estresse crônico no trabalho é nem mesmo experimentá-lo.

Uma tática útil para isso é listar todas as atividades que você faz no trabalho ao longo de um mês e escolher as três que permitem que você contribua mais para sua equipe (você só tem direito a escolher três). Essas são as tarefas pelas quais você é muito bem remunerado (espero) para fazer, ou pelo menos elas são o núcleo de seu trabalho. É provável que as atividades que permaneçam apoiem seu trabalho e, como resultado, muitas delas possam ser eliminadas, delegadas ou reduzidas para que você gaste menos tempo com elas, se tiver condições para fazê-lo. Se estiver esgotado, considere revisar essas atividades com seu chefe para esclarecer o que é realmente mais importante. Tente classificar as tarefas que permanecem em comparação com o estresse que elas lhe causam. Reduza, delegue ou elimine as tarefas mais danosas, se for possível.

Como medida paliativa, se puder, encontre pequenos intervalos de tempo, ao longo do dia, em que possa se lembrar de que tem algum tempo de sobra – como definir algum tempo livre dentro de suas horas de produtividade. Isso cria algum espaço para respirar, independentemente do nível de sua carga de trabalho. Defina uma resposta automática de e-mail, caso necessário: se as pessoas precisarem de você, elas podem ligar. Como abordamos no capítulo anterior, reservar um tempo diário para não pensar na produtividade o torna mais produtivo a longo prazo.

Além das questões de volume de trabalho, por ser uma pessoa que costuma trabalhar sozinha, eu não tinha uma comunidade próxima de colegas e, no caso de meus projetos de consultoria, sentia pouco controle sobre os que eu assumia. (O que importa com relação aos seis fatores de esgotamento é *percebermos* a qualidade de nosso desempenho. Por exemplo, eu tinha mais controle sobre meu trabalho do que admitia para mim mesmo, mas sentia que não tinha. Com o fenômeno do esgotamento, a percepção importa mais do que a realidade da situação.)

Felizmente, como administro meu próprio negócio, pude fazer um plano para melhorar minha situação. Depois de examinar como o trabalho contribuía para o meu esgotamento, passei a aceitar apenas os projetos de consultoria mais empolgantes – aqueles que eu achava mais interessantes. Eu me permiti dizer não sem me sentir culpado. Ganhei menos dinheiro, mas, crucialmente, reduzi o estresse crônico das viagens. Enquanto fazia essas mudanças, também parei de trabalhar para a grande maioria de meus clientes, exceto para os que faço *coaching* executivo – aqueles que eu tinha mais condições de ajudar e com os quais eu poderia crescer junto. Isso me permitiu concentrar mais na escrita, na pesquisa e no treinamento, atividades que considero mais gratificantes, porque ajudam mais pessoas (ou, pelo menos, esse é o objetivo). Assim, aliviei minha carga de trabalho e isso me ajudou a fazer um trabalho mais significativo.

Para me sentir mais parte de uma comunidade, também me juntei a um grupo de outros empreendedores que trabalham sozinhos para me encontrar com eles todas as semanas e ajudarmos uns aos outros a atingir nossos objetivos. Uma vez que mais de nós estamos trabalhando em casa hoje, desenvolver o sentimento de pertencimento a uma comunidade de colegas é ainda mais importante.

Além de reduzir minha carga de trabalho, essas mudanças aumentaram o nível percebido de controle, tornaram o trabalho mais gratificante e permitiram que eu me conectasse a uma comunidade. Aumentei minha capacidade e energia para enfrentar desafios. Eu ainda teria que controlar algum estresse crônico remanescente, mas, pelo menos, havia conseguido dar mais passos em direção à calma, enquanto criava espaço entre mim e meu limiar de esgotamento.

A maioria de nós apresenta um misto de resultados inconsistentes em relação ao nosso desempenho nas seis áreas. Se está se sentindo exausto, cínico e improdutivo, provavelmente não está lutando com todos os fatores de esgotamento. Uma mãe solteira, em uma função executiva em uma organização sem fins lucrativos, pode estar lutando com a carga de trabalho e o controle, mas achar seus dias ricos em valores, comunidade, justiça e recompensa. Um corretor de ações sobrecarregado, que trabalha estritamente pelo dinheiro, pode se sentir muito recompensado e no controle, mas também soterrado sob uma carga de trabalho imensa, desprovido das coisas que valoriza e achar difícil estabelecer uma comunidade com outras pessoas.

Lembre-se: assim como com o estresse e a ansiedade crônicos, o esgotamento não discrimina com base no quanto você ganha ou se seu trabalho faz a diferença. Tudo o que importa são os seis fatores.

Nunca seremos perfeitos. O estresse crônico é prejudicial, mas é normal sentir algum estresse no trabalho; espero que seja possível absorver uma quantidade dele com as estratégias de alívio do estresse que abordaremos no Capítulo 7. Também é normal passar por períodos durante os quais o estresse crônico aumenta: durante uma transição em sua empresa, enquanto se concentra em um novo projeto ou quando participa de uma interminável sequência de videochamadas durante uma pandemia global.

Está tudo bem. Todos nós passamos por períodos ocupados e cheios de estresse. Apenas lembre-se: quando a maior parte do seu estresse crônico no trabalho é inevitável e não há fim à vista para o que você enfrenta, essa é uma situação da qual você precisa sair ou mudar, da maneira que puder. A última coisa de que precisa é parar de responder ao estresse.

Pense em agendar um evento recorrente em seu calendário para verificar como está se saindo bem em cada um dos fatores de esgotamento – após passar por um esgotamento, agendei uma reunião recorrente comigo mesmo a cada seis meses. Use qualquer momento em que se sentir negativo, exausto ou improdutivo como uma dica para conferir a situação em um intervalo menor.

Você talvez até queira acompanhar essas variáveis, ao longo do tempo, para ter certeza de que elas estão evoluindo na direção certa.

Uma vez que cada uma dessas seis áreas serve como terreno fértil para o estresse crônico, essa atividade pode ser quase essencial para você encontrar a calma.

Capítulo 4

A mentalidade de mais

*Quando o jogo de xadrez termina, o rei
e o peão voltam para a mesma caixa.*
Anônimo

Até agora, neste livro, me esforcei para mostrar o quanto a mentalidade de realização se torna uma armadilha quando não estabelecemos limites para ela. Sem limites, essa mentalidade nos leva a ter menos alegria, mais ocupação inútil, mais estresse crônico e uma probabilidade maior de esgotamento, o que nos afasta ainda mais da calma. A mentalidade de realização não é a única causa desses fatores, é claro, mas ela põe lenha na fogueira.

Ao observar como o estresse crônico, o esgotamento e a ansiedade são comuns, comecei a me aprofundar nesses assuntos: se a mentalidade de realização tende a impulsionar tanto o que fazemos, *o que nos leva a desenvolver uma mentalidade de realização?*

A fonte mais profunda da mentalidade de realização é nossa busca incansável por *mais*. Defino a mentalidade de mais como *um conjunto de atitudes que nos leva a buscar mais a todo custo, independentemente do contexto.*

A mentalidade de realização é apenas uma maneira pela qual essa "mentalidade de mais" se manifesta.

Quando levamos a mentalidade às últimas consequências, "mais" se torna o parâmetro com o qual avaliamos nossos dias. Ganhamos mais dinheiro? Ganhamos mais seguidores? Ficamos mais produtivos? Embora nossa busca constante por mais tenha construído o mundo moderno, nunca paramos para pensar: *mais* é a variável correta para servir como ponto central para a otimização de nossas vidas?

Para apresentar evidências do quanto essa mentalidade é difundida, considere a frequência com que nos esforçamos por realizar mais coisas que *conflitam* umas com as outras, em algum tipo de golpe estranho de jiu-jitsu mental:

- queremos melhorar a forma física e desenvolver uma barriga de tanquinho, mas também queremos pedir mais comida chinesa pelo nosso aplicativo favorito de entrega de comida em domicílio;
- queremos mais bens de qualidade para caber dentro de uma casa maior, mas também queremos economizar mais dinheiro para desfrutar de uma aposentadoria luxuosa;
- queremos mais tempo livre, mas também queremos mais produtividade e sucesso no trabalho;
- queremos mais felicidade e uma vida mais significativa, mas também queremos fazer o máximo possível em cada momento.

O problema se torna óbvio assim que você o vê: em geral, "mais" é uma ilusão. Por meio da busca constante por mais, imaginamos que sempre podemos nos tornar mais ricos, mais famosos ou mais bem preparados fisicamente. (Provavelmente, alguém deveria dizer isso a Dwayne "The Rock" Johnson.) Sempre podemos encontrar uma casa maior, ter aparelhos um pouco mais novos e menos gastos, ou vender mais uma garrafa de xarope de bordo em nossa loja de souvenirs. Mas, na realidade, as metas úteis têm um objetivo final: o ponto em que uma diferença genuína é feita em nossa vida. Objetivos sem pontos finais são apenas fantasias.

Mais uma vez, não estou dizendo que você deva desistir de suas posses mundanas, ou abandone sua busca por realização se isso for algo que você realmente valoriza. Muitas vezes, vale a pena lutar por mais – e você não deve se acomodar.

No entanto, vale a pena refletir se as prioridades predominantes do mundo moderno são certas para você. Se decidir que elas são, pelo menos terá tomado essa decisão por si mesmo. Você talvez decida que apenas algumas coisas valem a pena – como amor, despreocupação financeira e tempo de lazer. (Acima de tudo, é isso que me leva à produtividade: sou preguiçoso e quero mais tempo para fazer o que gosto.)

Precisamos questionar esses objetivos predominantes, escolher aqueles que são compatíveis com nossos valores e abrir mão do resto. Se decidir que vale a pena se esforçar mais para obter mais de certas partes de sua vida, faça um plano e certifique-se de que esse plano tem um objetivo final.

De qualquer forma, vale a pena refletir sobre o que motiva nosso comportamento. Isso é, acima de tudo, verdade quando as forças que nos motivam estão ocultas, tão enterradas no mundo ao nosso redor que não são visíveis.

Os custos de mais

Esforçar-se para evitar a mentalidade de mais pode soar como um desvio de nossa busca pela calma, mas é uma parte essencial para chegar a um lugar menos ansioso. Isso é verdade por duas razões: ao mesmo tempo, a busca por mais nos leva a um estresse mais crônico e a estruturarmos nossa vida em torno do neurotransmissor dopamina, que, como veremos em breve, desativa a rede de calma em nosso cérebro.

A maioria de nós pode reconhecer que a busca incessante por mais é uma busca vazia. Mas o que é menos óbvio é que ***mais*** sempre

tem um custo. Muitas vezes, o preço que pagamos é uma pequena nota de rodapé no registro das decisões de nossa vida. Assumir um papel mais destacado no trabalho pode nos levar ao esgotamento; comer demais pode nos tornar lentos e doentios; comprar uma casa maior pode levar a mais dívidas, menos liberdade financeira e a mais tarefas. Construir uma casa grande no campo pode exigir percorrer um trajeto de uma hora, que se transforma em uma longa e tediosa fonte de estresse no dia a dia – além de a casa exigir mais manutenção do que você tem tempo para fazer. Chegar ao limite máximo da forma física exige uma quantidade insana de tempo e energia, que você poderia gastar em outras coisas, como passar tempo com a família ou escrever um livro (além disso, é provável que você não consiga comer porções tão grandes das comidas que mais ama).

A maioria desses fatores difere de pessoa para pessoa, dependendo dos objetivos e valores específicos. Mas existem algumas consistências. Por exemplo, pesquisas mostram[1] que nossa felicidade começa a se estabilizar após atingirmos uma renda familiar de cerca de US$ 75 mil ao ano. Isso não significa que deva parar de se esforçar quando você e seu cônjuge chegarem a esse limite. Mas fique atento aos custos de ir mais além desse ponto – e para fins deste exemplo, adapte esse cálculo se você mora em uma cidade com custo de vida acima ou abaixo da média. Reconheça que haverá um ponto em que acumular mais de uma determinada coisa não vale mais a pena.

Quando o *mais* está alinhado com o que valorizamos e os custos são suportáveis, lutar por isso vale a pena. Com mais frequência do que gostaríamos de admitir, acontece o contrário.

Outra razão pela qual a mentalidade de mais causa estresse crônico é que ela nos leva a acreditar na história de que *nunca temos o suficiente*. Esta é a parte irritante dessa mentalidade: não importa o quanto realizamos ou acumulamos, sempre sentimos que algo está *faltando*. Esse esforço constante gera uma insatisfação perpétua. Independentemente do quanto temos, queremos mais.

Isso é bem ilustrado por um estudo[2] que perguntou aos participantes quanto dinheiro adicional eles precisariam para serem felizes. Em média, os entrevistados disseram que gostariam de ter 50% mais dinheiro do que já tinham. Mas atenção: isso era verdade *independentemente de quanto dinheiro a pessoa ganhasse*. Até mesmo os multimilionários queriam mais 50%! Curiosamente, conheço mais ricos infelizes do que pessoas de baixa renda infelizes. É curioso também que essa ideia seja consistente com pesquisas realizadas no âmbito do saborear, um tema que abordaremos em breve. Saborear é a capacidade da nossa mente de lidar com experiências positivas e apreciá-las.[3] Os indivíduos ricos costumam relatar uma capacidade diminuída para saborear as experiências positivas de sua vida. Um estudo[4] descobriu que apenas ser *exposto* a lembretes de riqueza nos leva a aproveitar significativamente menos os eventos da vida. Em vez de vivermos no presente, focamos naquilo que não temos – ao mesmo tempo em que ansiamos por mais.

Aqui está um exemplo divertido para ilustrar como a ideia de ter mais dinheiro pode sequestrar nossa felicidade. Se eu lhe oferecesse um emprego que pagasse US$ 750 mil ao ano (já deduzidos os impostos!), mas esse emprego *garantidamente* o deixasse permanente e significativamente menos feliz, você aceitaria?

Isso nem deveria ser uma escolha. No entanto, a mentalidade de mais pode levá-lo a considerar a questão de qualquer maneira.

A mentalidade de mais não se importa com quanto dinheiro você tem ou o quanto realizou. Ela só se importa com seu esforço para obter mais de tudo – mesmo que isso o torne ansioso e comprometa sua saúde mental.

• • •

Aqui está outra questão para sua reflexão: Quanto dinheiro você deixaria de gastar se, da noite para o dia, parasse de tentar impressionar outras pessoas?

O *status* determina o consumo – isso foi algo que descobri logo no início da minha vida, enquanto refletia sobre como eu buscava o mais. Embora isso fosse difícil de admitir, para mim mesmo e para os outros, chegou uma hora em que comecei a comprar coisas para me exibir, e não porque precisava delas ou porque elas tornavam minha vida melhor de uma maneira tangível. *Mais* sempre me fez sentir superior – o que me cobrou um preço alto e me levou a um estresse financeiro mais crônico ao longo dos anos. Ao perseguirmos o *status*, nunca conseguimos desfrutar o que temos.

Meu telefone celular foi um bom exemplo disso. Sempre fui um grande *nerd* de tecnologia e acompanhei a indústria para ver como as empresas ultrapassam os limites do possível. Mas, a certa altura, comecei a equiparar o *status* com a posse de tecnologia mais recente, enquanto julgava as pessoas pelo fato de possuírem ou não os melhores e mais recentes dispositivos. Todos os anos, eu passava a enxergar meus dispositivos como menos valiosos quando os novos eram lançados – mesmo que o dispositivo em meu bolso não mudasse nem um pouco. Perceber o quanto eu estava julgando as pessoas com base em algo tão ridículo fez eu me sentir nojento. Mas goste ou não, esse exemplo faz parte de uma ideia mais ampla. Todos nós julgamos uns aos outros de acordo com critérios irrelevantes, como o *status* que projetamos por meio de nossos bens materiais. Basta pensar na rapidez com que percebemos o que as outras pessoas estão vestindo ou como, ao conhecer alguém novo, queremos estabelecer seu *status* em relação ao nosso. (E aí, o que você faz na vida?)

Esse sentimento de superioridade injeta em nosso cérebro uma dose de serotonina, um neuroquímico que nos proporciona um choque de felicidade. Mas comparar-nos constantemente com os outros também leva a mais estresse crônico – sentimos como se não estivéssemos à altura do que se espera de nós.

O *mais*, com frequência, não faz qualquer diferença tangível. Provavelmente, não importa se seu celular tem três câmeras em vez de duas, se sua casa tem duas lareiras em vez de uma ou se seu sofá tem uma geladeira embutida. Pessoalmente, dizia a mim mesmo que apreciava itens de qualidade, mas realmente só queria obter *mais* ao comprar coisas mais sofisticadas. (Embora eu queira deixar claro, da forma mais enfática possível, que nunca tive e nunca terei um sofá com geladeira embutida.)

Uma parte desse impulso de nos compararmos com os outros é inato. Conforme postulou o psicólogo social Leon Festinger,[5] fundador da teoria da comparação social, temos um desejo inato de nos compararmos com os outros. A mentalidade de mais acelera esse comportamento. Ao ativar nossa mente comparativa, a mentalidade de mais nos leva a valorizar aquilo que é extrínseco (externo a nós) acima do que é intrínseco (dentro de nós). A cultura moderna tende a valorizar coisas como dinheiro, *status* e reconhecimento mais do que qualidades como gentileza, ajuda e conexão – mesmo que essas qualidades também levem ao sucesso.

Embora talvez *pareçamos* bem-sucedidos quando construímos o que é extrínseco a nós – bens, conquistas e uma vida mais cheia de coisas – nos *sentimos* bem-sucedidos quando desenvolvemos aquilo que é intrínseco a nós – incluindo o quão calmos somos e o quanto podemos realmente aproveitar a vida. No final das contas, ninguém se importa tanto com o fato de você morar em uma casa grande ou ser sócio de alguma empresa. Concentrar-se no intrínseco gera muito menos estresse crônico e nos torna menos suscetíveis ao esgotamento. Como escreveu o autor Seth Godin: "Se você estiver usando indicadores que estão fora de seu controle como combustível para o trabalho, é inevitável que acabe se esgotando. A razão é que esse não é um combustível que você pode reabastecer, e não é um que queima sem deixar resíduos".[6]

Parafraseando Maya Angelou,[7] as pessoas realmente não se importam com o quanto você realiza ou se teve mais do que elas. Eles só vão se importar com a forma como você as fez sentir.

A química da insatisfação

Os custos da mentalidade de mais são substanciais – assim como os custos da mentalidade de realização que ela gera. Mas a busca constante por mais também é indicativo de uma faceta da biologia humana muito mais profunda do que qualquer um desses estados mentais: nossos dias giram em torno do neurotransmissor dopamina. Essa superabundância de dopamina compromete a calma que sentimos, aumenta a ansiedade e, ironicamente, pode nos tornar menos produtivos a longo prazo.

A dopamina é um produto neuroquímico[8] que goza de uma reputação ruim, mas também há alguns equívocos associados a ela. Muitas vezes, ela é chamada de "substância química do prazer", mas isso não é totalmente correto. A dopamina está *associada* a coisas prazerosas, porque o cérebro se banha com a substância química – que causa uma sensação de empolgação – sempre que nos envolvemos com algo que tem sido recompensador do ponto de vista da evolução. Isso inclui encontrar um companheiro ou companheira, comer doces e acumular mais bens. Mas as pesquisas[9] sugerem que a dopamina é muito mais uma substância química de *antecipação* do que de prazer. É o que nos leva a ter um comportamento que achamos que nos fará felizes. A dopamina em si não leva à felicidade.

Pesquisas mostram[10] que o cérebro nos recompensa com dopamina *logo antes* de nos envolvermos em algo prazeroso – quando temos certeza de que o prazer é iminente. Dessa forma, ele aprende a associar os comportamentos estimulantes em que nos envolvemos com uma descarga de dopamina. Essa descarga parece uma voz, lá no fundo, gritando: "É isso aí!" quando você se envolve com algo estimulante. Ela reforça hábitos que são dopaminérgicos.

Às vezes, a voz da dopamina é fraca – como quando você verifica o e-mail ou atualiza as notícias mais uma vez. Outras vezes, é mais forte, como quando Taylor Swift escreve um comentário sobre uma postagem sua no Instagram. Mas, em geral, está lá, lá no fundo, implorando que nos engajemos no que historicamente aumentou nossas chances de sobrevivência.

A dopamina fornece os fundamentos neurológicos da mentalidade de mais. Como disse Daniel Lieberman,[11] coautor de *The Molecule of More*, com quem conversei enquanto escrevia este capítulo: "A dopamina tem uma função muito específica: maximizar os recursos que estarão disponíveis para nós no futuro". Além disso, essa substância química "cultiva a insatisfação perpétua". Lembre-se do milionário que deseja, constantemente, se tornar 50% mais rico. Quando somos alimentados pela dopamina, quanto mais realizamos, mais almejamos por mais.

Dessa forma, a dopamina que impulsiona a mentalidade de mais cria ainda outro ciclo – um ciclo de insatisfação.

• • •

Pesquisas sugerem que a dopamina nos leva a desejar duas coisas que comprometem a calma: mais realização e mais estimulação.

Passei a maior parte dos últimos capítulos falando sobre realização. Quanto mais frequentemente nos esforçamos para obter mais realizações, mais nosso comportamento é controlado pela dopamina. Isso é muito verdadeiro quando não compartimentalizamos as ações estimuladas pela dopamina por meio de uma tática, como as horas de produtividade ou um jejum de estimulação (Capítulo 6). Embora toda realização tenha custos associados, devo mencionar que, obviamente, não há nada inerentemente errado em ter aspirações. Ter metas é bom e, quando canalizamos nossa motivação diretamente para as metas que consideramos mais significantes, podemos viver uma vida melhor, mais fiel a quem somos e ao que valorizamos. Mas chega um momento em que a ambição se torna *generalizada* – quando lutamos por mais, independentemente do contexto, e somos levados a obter, constantemente, mais sucesso extrínseco. A ambição incessante compromete a calma.

A ambição é outro fenômeno fascinante e curiosamente mal compreendido.[12] Os pesquisadores Timothy Judge e John Kammeyer-Mueller definem ambição como "o esforço persistente e generalizado para obter sucesso, feitos e realizações". Ela não é necessariamente uma coisa ruim: o sucesso é fantástico quando o usamos para servir aqueles ao nosso redor, incluindo nossa família e comunidade. E só porque buscamos mais sucesso não significa que buscamos mais em todas as áreas da vida – é possível estabelecer metas e nos esforçarmos para atingi-las, sem que essas metas tomem conta de sua vida. (Curiosamente, quanto mais conscienciosos, extrovertidos e emocionalmente estáveis somos, mais ambiciosos tendemos a ser. A ambição também está relacionada com outra variável básica: o prestígio ocupacional de nossos pais.)

No entanto, como você pode imaginar, a *fonte* de sua ambição é tremendamente importante. Outra construção relacionada à mentalidade de mais é a *ganância*, um traço de predisposição que representa a mentalidade de mais. Conforme definido por outra equipe de pesquisadores,[13] a ganância é a "tendência de sempre querer mais e nunca estar satisfeito com o que se tem no momento". Isso afeta negativamente nosso bem-estar, porque nunca somos realmente capazes de apreciar o que temos ou o que realizamos. Em vez de encontrar um estado calmo de satisfação, passamos para a próxima coisa que pretendemos realizar.

Se você for uma pessoa ambiciosa, lembre-se de que a busca constante o afastará ainda mais da calma. A ambição incessante é, muitas vezes, resultado de uma dependência excessiva de dopamina. Com a mente encharcada de dopamina, nem sequer questionamos por que estamos nos esforçando por mais, ou por que raramente saboreamos os frutos de nossas realizações. Cegos pelo fascínio do mais, também podemos esquecer de considerar nossos valores nas decisões que tomamos ou na forma como gastamos o tempo. Recebemos mais uma dose do neuroquímico sempre que progredimos, realizamos ou obtemos algo novo. No momento em que isso ocorre, parece excelente. Por isso, almejamos mais ainda adiar a oportunidade de desfrutar de um momento de calma mental e saborear os frutos do nosso sucesso.

Além de nos levar a almejar ainda mais realizações, a dopamina nos leva a buscar mais *estimulação*. O cérebro nos fornece uma borrifada satisfatória dessa substância cada vez que prestamos atenção a algo novo – incluindo as redes sociais, os e-mails e as notícias. É isso que torna o controle das fontes de estresse crônico que identificamos no Capítulo 2 tão essencial, mas tão difícil. Há uma razão pela qual não podemos simplesmente *escolher* não nos distrair, não entrar em uma busca obsessiva durante várias horas na internet. Ficamos confortáveis com algumas fontes de estresse crônico, mas quando o estresse é dopaminérgico, ele se torna viciante.

Queremos que o trabalho faça a diferença no mundo, mas no presente, queremos apenas consultar as redes sociais. Todo Ano Novo, estabelecemos metas de condicionamento físico para alcançar ao longo do ano, mas no presente, impulsivamente, pedimos comida para entrega em domicílio e bebemos algumas taças de vinho. A cada semana, definimos metas de trabalho que queremos atingir, mas a qualquer momento, no meio de uma tarde de terça-feira, queremos continuar verificando e-mails para manter nossa mente estimulada.

A dopamina toma conta.

Muitas vezes, é até um pouco engraçado tudo que tentamos encaixar, em cada momento, para fazer com que as descargas continuem chegando. Não é mais suficiente apenas limpar a casa – precisamos simultaneamente ouvir um podcast enquanto realizamos as tarefas. Não é suficiente ouvir nossa música favorita – também precisamos cuidar, ao mesmo tempo, de tudo que aparece no telefone. Não basta ir ao supermercado – precisamos também ouvir um audiolivro ou conversar com um amigo. Essas combinações não são inerentemente erradas.

No entanto, quando combinamos atividades sem intenção, pela necessidade de ter *mais*, fazemos mais mal do que bem. A ocupação pode nos fazer sentir produtivos: quando a mente está ocupada, também está cheia de dopamina, e ela diz ao cérebro que somos produtivos. Mas esta submissão à estimulação compromete a calma.

Contamos a nós mesmos uma história sobre como aproveitar ao máximo o tempo, quando, na verdade, estamos apenas cedendo ao neurotransmissor. Naturalmente, queremos encontrar o que nos faz sentir bem e prover para nós mesmos e para os outros, como a evolução humana nos programou a fazer.

E, assim como acontece com o estresse crônico e o esgotamento, embora esse estado ansioso de busca por estímulos não seja inteiramente nossa culpa – essa é a direção para a qual o mundo nos empurra e, como somos, até certo ponto, biologicamente estruturados – é nossa responsabilidade dar conta dele.

Um equilíbrio melhor

Aqui está outra pergunta para você refletir e que tive problemas para responder no início: Se retirasse de sua vida todos os hábitos, rituais e ações motivados pela dopamina – todos os sites e aplicativos que você visita compulsivamente e tudo o que busca ter a mais – quanto sobraria do seu dia?

Pessoalmente, ao fazer esse pequeno experimento mental, não fiquei com muito tempo livre. Grande parte do meu esforço estava alinhado com o que eu valorizava, com certeza. Mas também envolvia estimulação mental irracional ou a busca por mais daquilo que eu não valorizava, incluindo *status* e bens materiais que eu acabaria não usando.

Para mim, esse distanciamento da calma começou quando tive um smartphone pela primeira vez na vida. Adorei aquele troço. Com uma tela inteiriça na parte da frente e uma traseira preta brilhante que arranhava com muita facilidade, esse iPhone 3GS era uma maravilha, devo confessar. Era incrivelmente rápido, vinha com colossais seis *gigabytes* de dados mensais (o que, para os padrões estadunidenses, infelizmente, ainda é uma quantidade razoável) e me permitia conectar com qualquer pessoa, em qualquer lugar, a qualquer hora.

Naquela época, usá-lo parecia mágica. Mas com o tempo, o aparelho – sem falar na sucessão de telefones que o seguiram – só serviu para comprometer minha saúde mental e minha calma. O dispositivo deixou de ser uma ferramenta que me permitia conectar com o mundo e se tornou um meio de injetar doses de dopamina na minha mente já esgotada. Quanto mais tempo eu passava usando aquela coisa, mais frequentemente trocava a atenção preciosa por um estímulo entorpecente, enquanto contava a mim mesmo a história de que estava sendo produtivo. Para mim, foi assim que fiquei viciado em dopamina.

Refletindo sobre essa questão, talvez da mesma maneira como você fez, também descobri muitas outras histórias que contava a mim mesmo sempre que me envolvia em comportamentos dopaminérgicos. Pegava meu telefone imediatamente assim que acordava e, ainda meio adormecido, verificava se havia e-mails novos, dizendo-me que tinha coisas importantes a fazer, não que precisasse de outra borrifada do neuroquímico. Passeando pelas postagens em mídias sociais durante o café da manhã, eu me dizia que estava fazendo uma pausa antes de um dia agitado, não que estivesse novamente buscando cada vez mais estímulos. Em uma pausa de trabalho ou entediado durante uma chamada de Zoom, eu recebia outra dose ao verificar as notícias em uma página diferente, dizendo-me que precisava me manter informado de tudo o que acontecia no mundo. *Eu não estou fazendo nada de qualquer maneira*, minha voz interior disparava.

Infelizmente para nós que vivemos no mundo moderno, os hábitos alimentados pela dopamina preenchem os pequenos intervalos de nossos dias como água, afogando qualquer oportunidade de reflexão genuína, descanso ou calma.

Mais uma vez, não se sinta culpado por isso! Uma grande parte de seus hábitos pode ser determinada por esse neuroquímico e, em muitos casos, isso não é um problema. Felizmente, é possível recuperar o equilíbrio eliminando hábitos *desnecessários* causados pela liberação de dopamina.

• • •

Como o equilíbrio se dá na prática? Ou melhor ainda, qual é a *sensação* que ele traz?

Se você acha que sua capacidade de prestar atenção costumava ser maior do que é hoje, você não está errado e não está sozinho. Antes que o mundo moderno nos levasse a centrar nossa vida no estímulo e na realização, conseguimos nos sentir calmos e presentes com relativa facilidade. Podíamos sair do escritório e, ao chegar em casa, mergulhar na leitura de um bom livro, no sofá, durante uma ou duas horas. Não dividíamos nossa atenção com várias telas ao mesmo tempo. Começávamos o dia devagar, depois de apertar demais o botão "adiar" no despertador digital ultramoderno, pensando calmamente sobre o dia que estava começando, ou simplesmente o que deveríamos comer no café da manhã. Voltávamos para dentro, para planejar nosso dia, não imediatamente para fora, para buscar estímulos. Se você já assistiu a um filme antigo e se sentiu mais calmo pela ausência de dispositivos eletrônicos, não precisa se preocupar. É possível reencontrar esse mesmo equilíbrio e ainda obter o que deseja da tecnologia.

Felizmente, assim como existem redes alimentadas por dopamina e associadas à estimulação e à realização, *existem redes que podemos ativar para encontrar a calma*. Curiosamente, as redes cerebrais da dopamina e da calma são inclusive *anticorrelacionadas* entre si: quando a rede de dopamina é ativada, a rede calma não é, e vice-versa.

Os neurocientistas, como Lieberman,[14] referem-se à rede calma como a rede "aqui e agora": é o que permite nos divertir, nos sentirmos presentes e satisfeitos com o que estamos fazendo. É o modo em que você entra enquanto saboreia sua xícara de café da manhã em uma pousada, o modo que é ativado quando você fica hipnotizado pela lareira à noite. Se a rede de dopamina visa maximizar o futuro, a rede aqui e agora nos lembra que o trabalho terminou; que é hora de desacelerar, descansar e saborear o que o presente tem a oferecer. A rede aqui e agora nos permite aparecer em nossa própria vida, mergulhar profundamente no momento e, acima de tudo, estar presente com quem e com o que está à nossa frente.

Ao reduzir a dependência em dopamina, encontramos um melhor equilíbrio. Alternamos entre as redes da dopamina e da calma com mais facilidade, assim como fazíamos antes de a dopamina tomar conta de nossa vida, quando éramos aqueles espíritos livres que faziam as coisas simplesmente por fazê-las.

...

Embora as descargas de dopamina sejam emocionantes, a rede aqui e agora do cérebro tem neuroquímicos associados a ela que são igualmente poderosos, para não dizer maravilhosos. Os principais neuroquímicos[15] associados a essa rede calma são a **serotonina** (que nos faz sentir felizes), a **oxitocina** (que nos faz sentir conectados com os outros) e as **endorfinas** (que nos fazem sentir uma sensação de euforia).*
A dopamina também está associada à rede calma do cérebro, embora em quantidades menos concentradas, em geral, e simultaneamente equilibradas por esses outros produtos químicos. Se você descobriu que a maior parte do seu dia gira em torno da dopamina, pode estar precisando dessas substâncias químicas.

---

* Vale a pena notar que essas descrições são generalizações – os efeitos desses neurotransmissores são complexos e difíceis de reduzir a uma frase. No geral, porém, esses são os efeitos que eles produzem.

Vou explorar o papel desses neurotransmissores em profundidade mais adiante. Por enquanto, direi apenas que, se você se sente menos satisfeito e menos conectado com os outros do que no passado – talvez antes de adquirir seu primeiro smartphone ou de seu ambiente de trabalho ter se tornado hiperconectado –, você não está sozinho. Envolver-se em qualquer hábito dopaminérgico suprime a atividade na rede calma do cérebro. Por sua vez, isso suprime os sinais de que devemos parar de trabalhar e, em vez disso, aproveitar o que conquistamos.

Assim como o espectro da produtividade, o equilíbrio aqui é fundamental: não queremos investir demais em nenhuma das duas redes! Por mais que uma vida baseada na dopamina possa levar, como Lieberman a chama, a uma "infelicidade produtiva",[16] um investimento excessivo na rede do aqui e agora pode levar a uma superabundância de preguiça.

É importante encontrar um equilíbrio entre buscar e saborear.

Felizmente, existem maneiras de fazer isso – e vamos chegar à primeira delas agora. Como se vê, existe um ingrediente crucial em que podemos investir para combater nossa dependência excessiva da dopamina – um que, curiosamente, serve para nos energizar e nos ajudar a superar o esgotamento ao mesmo tempo.

Movido por objetivos

Se você ainda não percebeu, sou um fã das perguntas que provocam reflexão. Aqui está outra pergunta para você considerar: *Qual é exatamente o oposto de esgotamento?*

Você tem alguma resposta em mente?

• • •

Além de nos levar a ser menos presentes, uma vida centrada na dopamina também pode, ironicamente, nos levar a ser menos produtivos.

Impulsionados pela dopamina, perdemos mais tempo com distrações, enquanto diminuímos a capacidade de atenção por causa da estimulação constante. Também perdemos o controle de nosso comportamento com mais frequência, sobretudo on-line – agindo no modo piloto automático, em resposta a qualquer estímulo que esteja à nossa frente, em vez de definirmos, intencionalmente, uma trajetória a seguir. Esses fatores nos tornam menos produtivos. Mas existe outro fator que nos torna ainda menos produtivos: uma vida centrada na dopamina pode nos levar a nos tornarmos *menos envolvidos com o trabalho*.

Mais uma descoberta fascinante feita por Christina Maslach,[17] segundo suas pesquisas sobre o esgotamento, é que **o oposto do esgotamento é o *envolvimento***. Na verdade, invertendo as três características do esgotamento (com base nas ideias apresentadas no capítulo anterior), *convertemos* o esgotamento em envolvimento. Quando estamos esgotados, estamos exaustos, improdutivos e cínicos. Quando estamos envolvidos, nos sentimos energizados, produtivos e movidos por um objetivo.

Mesmo que *não esteja* esgotado, reverter os fatores que levam ao esgotamento é o processo pelo qual você pode se tornar mais envolvido no trabalho e com todas as facetas de sua vida.

Se você investiu tempo nas táticas que apresentei até agora, esse esforço está prestes a render dividendos. Já expus grande parte do trabalho de base para o envolvimento. O estresse crônico nos leva ao esgotamento e, portanto, ao controlar as fontes dele em nossa vida, nos tornamos *simultaneamente* menos esgotados e mais envolvidos. Isso também se aplica ao estresse crônico ao qual prestamos atenção por escolha. Controlar essas distrações reduz a ativação nos circuitos de dopamina, enquanto aumenta a atividade na rede aqui e agora do cérebro. Dessa forma, reduzir o estresse crônico nos leva à calma, ao mesmo tempo que nos torna mais envolvidos, focados e presentes. Isso nos tornará mais produtivos: essa não é uma recompensa ruim, mesmo quando você leva em conta como algumas fontes de estresse são difíceis de controlar.

À medida que eu controlava mais minhas próprias fontes de estresse crônico e lidava com os seis fatores de esgotamento, percebi que me envolvia mais com o que estava à minha frente, sem nenhuma intervenção adicional de minha parte. Escrevi sobre o poder de controlar a distração em meus livros anteriores – isso nos permite sair do nosso próprio caminho e facilita o foco. Controlar o estresse crônico – sobretudo suas fontes ocultas – me permitiu elevar o foco para um novo patamar. Eu simplesmente passei a conseguir trabalhar em qualquer coisa que estivesse à minha frente. Ainda enfrentei resistências, como acontece com todos nós, mas elas diminuíram para uma fração do que eram antes. (Eu ainda ansiava por distrações dopaminérgicas por causa de suas propriedades estimulantes, mas abordaremos essa ideia nos próximos capítulos.)

Por enquanto, porém, lembre-se de uma coisa: quando você controla o estresse crônico o suficiente, o envolvimento vem naturalmente. E com ele, a calma.

Isso é muito mais fácil dizer do que fazer. Mas dado que o envolvimento nos leva a uma maior produtividade *e* calma – enquanto nos leva a nos preocupar menos se temos o suficiente – reconectar-se a ele é um esforço que vale a pena.

Acompanhando o envolvimento

Com o passar do tempo, descobri os superpoderes do envolvimento. Ele é o processo pelo qual realmente nos tornamos mais produtivos no trabalho e mais intencionais em nossa vida – e isso é, sobretudo, o caso quando estamos envolvidos com tarefas mais importantes, aquelas por meio das quais fazemos a maior diferença. Em última análise, é o envolvimento que nos torna produtivos a longo prazo: quando estamos envolvidos, realmente nos esforçamos para alcançar nossos objetivos.

Quando estamos envolvidos, evitamos as distrações turbinadas com dopamina, porque elas não contribuem para o que estamos fazendo. Permanecendo presentes, em vez de estimulados, avançamos no trabalho e na vida.

Sentimos também que realizamos mais quando estamos envolvidos com o que está à nossa frente. Em vez de estabelecer metas que, continuamente, afastamos de modo que fiquem um pouco além de nosso alcance enquanto desejamos mais, quando estamos envolvidos, estamos focados, ponderados e entusiasmados com o que estamos fazendo. Gostamos muito mais do processo daquilo que fazemos – enquanto trabalhamos simultaneamente para, ao longo do tempo, encontrarmos um equilíbrio mais razoável entre buscar a realização e saborear, e assim reequilibrar a mente para obter calma.

Então, como podemos colocar isso em prática?

O primeiro passo é colocar em prática o que abordei até agora neste livro. Não há maneira melhor de se tornar mais envolvido do que eliminar o estresse crônico desnecessário, sobretudo aquele presente nos seis fatores de esgotamento. Como espero que você descubra, as recompensas em termos de tempo e esforço para controlar as fontes de estresse crônico serão incríveis e podem ser justamente o combustível que você precisa para controlar essas fontes de estresse para sempre.

Depois de estabelecer essas bases, aqui estão mais algumas ideias para se reconectar com o envolvimento, que funcionaram para mim em minha jornada rumo à calma:

- **Ao final de cada dia de trabalho, reflita sobre seu grau de envolvimento com ele.** Não há maneira certa ou errada de medir os dias ou a vida – seus valores e circunstâncias devem influenciar as referências que você utiliza. Mas para mim, mais do que qualquer outro fator, o envolvimento é a variável sobre a qual comecei a refletir mais depois de me aprofundar nas pesquisas sobre a calma. Com o tempo, ele tornou-se a forma como eu, pessoalmente, avalio meus dias de trabalho, juntamente com o meu desempenho durante minhas horas de produtividade. Passei a pensar no envolvimento como a métrica em torno da qual devemos otimizar nossos expedientes de trabalho. Ao final de cada dia, pergunte-se: Qual foi o grau de envolvimento com o trabalho hoje? Com que frequência cedi à dopamina para estimular minha mente com outras ocupações – e com que frequência fui capaz de estar presente no que estava fazendo? Além disso, é útil refletir se o que você fez foi essencial e significativo.

- **Trabalhe mais devagar.** A melhor parte de buscar o envolvimento em vez de estímulos é que você não precisa trabalhar tão freneticamente. À medida que a mente se ajusta a menos doses de dopamina, ela fica mais calma e você naturalmente mergulhará mais fundo no que está fazendo. Você vai redescobrir o envolvimento, em vez de buscar mais só por buscar. É possível encontrar uma grande alegria em trabalhar refletindo sobre aquilo que é importante. Se você valoriza a produtividade como eu, não se preocupe: o que você perderá em velocidade, facilmente ganhará de volta em termos de progresso naquilo que é importante. Essa é uma lição que estou continuamente reaprendendo quando se trata de fazer um trabalho de conhecimento profundo: quanto mais devagar eu trabalho, mais impacto meu trabalho tende a ter. Produzo mais daquilo que me dá orgulho ao longo do tempo.

- **Observe quais estressores alimentados pela dopamina reaparecem sorrateiramente em sua vida.** Controlar as fontes ocultas de estresse crônico (sem falar de distrações) não é um esforço de uma vez só: é um jogo de uma sucessão de golpes no qual você precisará se envolver para proteger sua saúde mental. O jogo se torna mais fácil à medida que você se livra dos hábitos dopaminérgicos e se envolve mais com o aqui e agora. Você descobrirá que fazer isso é o oposto de jogar um videogame: começa difícil e termina fácil. Fique atento às distrações que se infiltram e observe as histórias que conta a si mesmo sobre porque precisa se envolver com elas.

- **Mantenha uma lista de realizações.** À medida que você se tornar menos ocupado, se sentirá menos produtivo – ainda que, provavelmente, consiga realizar o mesmo (se não mais) que antes. Um ótimo contrapeso a esse viés mental é manter uma lista de realizações. A definição está no nome: ao longo da semana, anote os marcos que atingiu com seu trabalho, os projetos que concluiu e o progresso que fez. É incrível como somos mais produtivos quando nos tornamos mais envolvidos e menos ocupados.
- **Preste atenção a seu nível de envolvimento ao enfrentar níveis variados de estresse crônico ao longo do tempo.** À medida que lida com o estresse crônico que se origina nos seis fatores de esgotamento e em outras áreas de sua vida, observe se você se envolve mais com o trabalho e tem mais energia para permanecer envolvido com a sua casa. Quando se trata de fazer mudanças em seus hábitos, a conscientização é vital: perceber melhorias reforça os hábitos nos quais você está investindo tempo, atenção e energia.
- **Defina metas com uma mentalidade de realização, mas trabalhe para atingi-las com foco no envolvimento.** Comece suas horas de produtividade considerando o que deseja realizar com elas – mas depois concentre-se em seu grau de envolvimento, investindo nas táticas acima. Acho que você descobrirá a mesma coisa que eu: ao concentrar-se no envolvimento – o processo pelo qual você se torna produtivo – você realizará mais durante essas horas.

O estresse crônico enfraquece o escudo que nos protege de um mundo superocupado e superansioso. Em geral, ele é uma consequência de se deixar dominar pelo fluxo de dopamina. Quando lutamos ativamente contra essa força, descobrimos uma calma bem mais profunda.

A ciência de saborear

Além de prestar atenção ao seu grau de envolvimento, enquanto controla o estresse crônico, outra estratégia para superar a mentalidade de mais é encontrar coisas para saborear. Assim como o envolvimento, essa tática muda a ativação das redes de dopamina do cérebro para a rede calmante aqui e agora. Com o tempo, isso o leva a se tornar mais presente, sobretudo ao lidar com os superestímulos dopaminérgicos mais problemáticos, que são o tema do próximo capítulo.

Uma das coisas que mais gosto de perguntar a alguém na primeira vez em que o encontro é: *O que você mais gosta de saborear?* Ao fazer essa pergunta a dezenas de pessoas, fiquei surpreso com a quantidade de gente que simplesmente não tem uma resposta. Isso é mais verdadeiro ainda no caso dos homens: as pesquisas mostram que as mulheres relatam ter "maior capacidade de saborear"[18] e que essa diferença de gênero é "encontrada desde a infância até a idade adulta e em diversas culturas". Isso também vale para as pessoas mais bem-sucedidas que conheço: a pergunta os deixa pasmos e sem palavras, muitas vezes durante vários segundos, enquanto processam a pergunta e pensam sobre o assunto. (Lembre-se do estudo que descobriu que os indivíduos mais ricos relatam uma capacidade reduzida de saborear as experiências da vida. Como os pesquisadores que conduziram esse estudo resumiram,[19] "a riqueza pode não trazer a felicidade que se esperaria por causa de suas consequências nefastas para o saborear".)

Todos nós precisamos de uma resposta para a questão sobre o que saboreamos. Melhor ainda, precisamos de *várias* respostas.

Antes de começarmos a estruturar nossos dias em função da dopamina, essa questão não incomodava a maioria de nós tanto quanto agora. Saboreávamos o tempo de inatividade que tínhamos em uma cabana alugada no auge do verão; as conversas fortuitas que iniciávamos com a pessoa sentada ao nosso lado no avião; os jantares deliciosos e desorganizados que compartilhávamos com a família. Saboreávamos o tempo que passávamos em jogos de tabuleiro na cozinha e jogos de palavras em viagens longas com a família, e certamente conseguíamos desacelerar o suficiente para apreciar o sabor intenso de uma xícara matutina de café.

Impulsionados pela dopamina,[20] é raro que, como Billy Joel canta em "Vienna", "tiramos o telefone do gancho e desaparecemos por um tempo". Passando apressadamente pelos momentos mais bonitos de nossa vida – se é que os notamos –, achamos estranhamente desafiador saborear profundamente as coisas. Impulsionados pela mentalidade de mais e pelos fundamentos dopaminérgicos dessa mentalidade, essa é uma tendência que precisamos contrabalançar ativamente.

Saborear nos oferece uma oportunidade única de nos desconectar deliberadamente da mentalidade de realização, deixar nossas ambições de lado e realmente nos divertir por um tempo. Repito: Qual é o sentido de acumular realizações quando você não aproveita os frutos delas ao longo do caminho? Ao praticar o saborear – e, de fato, é uma prática, assim como uma ciência – nos desvinculamos de nossos objetivos e mergulhamos nos deliciosos acontecimentos do momento presente.

Visto de outra forma, praticamos a ineficiência proposital, em que deixamos de lado nossas metas de realização e mudamos para uma mentalidade de prazer deliberado (não se preocupe, seus objetivos sempre estarão esperando por você depois de saborear algo).

Aqui está o meu desafio: faça uma lista de tudo que você saboreia. Se precisar de ideias, lembre dos momentos tranquilos que costumava aproveitar muito mais, talvez antes de ter um smartphone ou antes dessa pandemia chata. Se achar isso um desafio, pense nos momentos satisfatórios do seu dia pelos quais passa correndo para poder fazer as coisas. Registre esses itens em algum lugar que você possa consultar regularmente.

Para ser honesto, no início da minha jornada rumo à calma, saborear parecia uma tarefa árdua. Mas elaborei uma lista de coisas que eu poderia saborear de qualquer maneira, para ver se saborear me agradava. Algumas das coisas da minha lista incluíam, sem qualquer ordem específica:

- qualquer livro de Elizabeth Gilbert, Stephen King, Beverly Cleary ou Neal Stephenson;
- uma caminhada pelo parque perto de minha casa;
- um café com leite de macadâmia chique e caro na cafeteria local;
- meu ritual matinal de chá tipo matcha;
- andar pelo centro da cidade com meu telefone no modo avião, ouvindo música instrumental de piano (também uma ótima trilha sonora para trabalhar);
- a sensação de um novo tipo de teclado mecânico (eu recomendo os mecanismos de tecla da marca "Cherry Brown" se você estiver interessado neste tipo de coisa);
- treinos suados em uma bicicleta ergométrica;
- ler o jornal matutino acompanhado por aquela mencionada xícara de matcha;
- noites de carteado regadas a vinho com minha esposa.

A lista continua, mas você entendeu do que estou falando.

Todos os dias, escolha um item da sua lista e saboreie-o profundamente. Demore quanto quiser na elaboração da lista, mas dedique algum tempo a ela todos os dias. Quando perceber que sua mente se desviou para pensar no trabalho ou em qualquer outra coisa, gentilmente, procure se concentrar de novo, focando na experiência agradável que está tendo.

Lembre-se também das histórias que conta a si mesmo sobre essa atividade. Ao ler essas palavras, sua voz interior pode estar muito ativa; seus circuitos de dopamina podem estar enlouquecidos, relutando em enfrentar esse desafio. Não se preocupe: você tem tempo para fazer tudo isso. Talvez seja preciso roubar algum tempo da camada de ocupação. Tudo bem: lembre-se de que, com o tempo, fazer isso ajudará a reconectar seu cérebro rumo à calma e ao envolvimento. Você terá esse tempo de volta.

• • •

Uma das grandes alegrias de embarcar na jornada rumo à calma foi pesquisar os fundamentos científicos que embasam as táticas que eu estava explorando (e agora, compartilhando). Nesse processo, um dos campos de pesquisa mais prazerosos que encontrei foi o do saborear. De fato, as pesquisas descobriram benefícios notáveis em aproveitar deliberadamente as experiências positivas da vida.

Em média, experimentamos cerca de três coisas boas para cada coisa ruim[21] – uma proporção que foi constatada diversas vezes em pesquisas. Apesar de ser esse o caso, a mente, que está sempre em busca de ameaças, processa informações negativas com mais detalhes do que as positivas. Essa ruminação negativa leva diretamente à ansiedade – para não dizer a uma subestimação do quanto a vida é boa.

Isso significa andar para trás. As situações da vida podem ser desafiadoras – e todos nós temos uma proporção diferente de coisas boas e ruins. Mas, no geral, três para um é a proporção com a qual a maioria de nós funciona. Se nosso estado mental geral correspondesse à nossa realidade, nos sentiríamos calmos – não estressados ou ansiosos – a maior parte do tempo. Felizmente, é possível "misturar mais experiências na mente", como Fred Bryant, um psicólogo pioneiro no campo de pesquisa do saborear, me disse. Podemos usar as lições das pesquisas sobre o saborear para identificar as experiências positivas em nossa vida, prolongá-las e torná-las mais significativas. Desta forma, significado não é algo que encontramos – é algo que percebemos na vida e no mundo ao nosso redor. É aqui que o sabor se encaixa.

Quando desfrutamos as experiências positivas que compõem nosso dia de maneira deliberada, nos tornamos mais felizes, mais calmos e mais envolvidos – tudo ao mesmo tempo.

Em suas pesquisas, Bryant afirma[22] que as pessoas mais felizes têm uma coisa em comum: elas saboreiam as experiências positivas mais profundamente. Altos níveis de sabor,[23] como seria de se esperar, geram um envolvimento maior, bem como menos ansiedade. O próprio ato de saborear experiências positivas as prolonga, e ter uma capacidade maior de saborear eventos positivos gera uma redução da depressão e da ansiedade social. Além disso, quanto melhor nos tornamos em saborear experiências positivas, menos conflitos familiares experimentamos, melhor nos sentimos sobre nós mesmos e mais resilientes nos tornamos. Uma grande capacidade de saborear está correlacionada com níveis mais altos de atenção plena, otimismo e até sabedoria. Um estudo[24] descobriu que o ato de saborear leva a um número significativamente menor de sintomas depressivos – enquanto outro revelou que saborear leva os idosos a "terem maior satisfação com a vida, independentemente de seu estado de saúde". Essas correlações devem fazer você pensar um pouco – sobretudo se considerarmos que saborear, como diz Bryant, "é uma habilidade que cresce com a prática". Talvez seja necessário priorizar o saborear para podermos desfrutar os frutos de nossa produtividade todos os dias, mas os benefícios são profundos quando o fazemos.

Saborear é a arte de desfrutar[25] as coisas boas da vida e pode ser considerado como a prática pela qual transformamos *momentos* positivos em *emoções* positivas – como alegria, admiração, orgulho e prazer. Ao saborear, prestamos atenção e desfrutamos da totalidade de uma experiência positiva.* De acordo com Bryant, saborear não apenas nos permite desfrutar mais de nossas experiências, também nos ajuda a encontrar um equilíbrio entre busca e prazer. De acordo com suas pesquisas, existem quatro maneiras principais pelas quais exercemos controle sobre nossas experiências de vida. No caso das experiências negativas, podemos evitá-las ou lidar com elas. No caso das positivas, podemos nos concentrar em obter mais delas (com aquilo que Bryant chama de uma "mentalidade de aquisição") ou saboreá-las.

O próprio ato de saborear nos permite deixar de lado a mentalidade de mais para que possamos nos divertir. Nas palavras de Bryant: "Só porque obteve algo, não significa que vai gostar disso. Na verdade, muitas vezes você é direcionado para a próxima coisa que deseja adquirir"[26]. Não nos sentimos automaticamente gratos e, se não formos cuidadosos, nos concentramos demais em *obter* e não o suficiente em saborear. "Esse é o problema com a mentalidade de aquisição: De que adianta obter algo de que não gosta? Você nunca está olhando para o que tem. Está olhando para o que não tem e para o que precisa obter."

As opções de como podemos saborear algo são infinitas. As pesquisas de Bryant[27] indicam que existem diversas maneiras de saborear uma experiência, inclusive praticando a *luxúria* (se deliciar com o prazer gerado por algo), o *deslumbramento* (sentir surpresa e admiração por algo) e o *agradecimento* (apreciar as coisas boas em sua vida). Todas as noites, antes de adormecermos, minha esposa e eu compartilhamos três coisas pelas quais somos gratos. Hábitos simples de gratidão como

---

* Existe uma certa sobreposição conceitual entre o saborear e as ideias tanto de fluxo quanto de atenção plena – dois tópicos separados, mas tangencialmente relacionados. De acordo com Bryant, o fluxo é diferente[28] porque "implica muito menos atenção consciente à experiência". Fluxo também implica trabalhar em uma tarefa relativamente desafiadora que corresponde aproximadamente ao nosso nível de habilidade. Saborear também é diferente[29] da ideia de atenção plena porque é mais restritivo: estamos focados apenas no que é positivo, em vez de observar nossas experiências com isenção.

esse não são apenas bons: eles o levam a aproveitar mais a vida e a perceber mais eventos positivos ao seu redor – expressar gratidão é mais uma maneira de saborear o que possui.

Podemos até saborear uma experiência *passada* ou *futura*. (Isso ainda conta como saborear, uma vez que apreciamos os sentimentos no momento presente.) Quando saboreamos o passado, praticamos a *reminiscência*, o que nos faz sentir gratos por nossas experiências passadas. (Podemos fazer isso relembrando um momento agradável.) Saborear o futuro pode ser um pouco mais difícil na prática, mas quando o fazemos, praticamos a *antecipação*, aumentando nossa empolgação com algo que ainda não aconteceu (como contar os dias até o começo das férias). Curiosamente, foi constatado que o ato de antecipar nos leva a desfrutar de uma experiência com mais profundidade quando ela, finalmente, acontece – e, mais tarde, *lembrar* dessa experiência com mais carinho. Uma teoria sobre porque isso acontece sugere que a antecipação "cria traços de memória afetiva que são reativados e integrados à experiência de consumo real lembrada"[30].

Quer você prefira saborear o presente, o passado ou o futuro – por meio de luxúria, deslumbramento ou agradecimento – os benefícios de fazê-lo são profundos.

Saborear não é apenas um atalho para o envolvimento. É também um atalho para o prazer.

• • •

A primeira vez que tentar saborear, você talvez ache o ritual difícil, e seu cérebro resistirá – é provável que sua voz interior negativa aumente exponencialmente. Em um mundo que valoriza o mais, saborear o momento parece um ato de rebeldia. Você pode até não resistir uma ou duas vezes e acessar o Instagram ou o e-mail, ou pensar em tudo que precisa fazer depois.

Embora isso seja normal, desafio você a resistir a esse desejo. Mas repare nele enquanto retorna sua atenção para a experiência agradável que está tendo.

Observe tudo o que puder durante o ritual. Observe qualquer tédio que sentir à medida que a estimulação diminui em sua mente. Observe o que deseja: dispositivos eletrônicos que deseja pegar impulsivamente, ideias que deseja anotar, coisas que automaticamente começa a planejar. Observe também sua voz interior. Você está sendo excessivamente severo consigo mesmo por ter abandonado a mentalidade de realização, sem mencionar a mentalidade de mais? Você ainda está pensando no custo de oportunidade do seu tempo, ou dizendo a si mesmo que saborear coisas é uma burrice? Você se sente egoísta por investir na própria energia e por desenvolver sua capacidade para estar presente (a habilidade para estar envolvido com o que está fazendo)? Quanta culpa sente por não trabalhar ou por não se aproximar de seus objetivos?

Essa resistência é normal – até mesmo esperada – à medida que reprograma seu cérebro para o envolvimento calmo, em vez de ceder à distração ansiosa.

Com o passar do tempo, e pela aplicação dessa tática e de outras que compartilharei em breve, você começará a notar os efeitos positivos de uma mente reequilibrada. Você não apenas estará mais presente no trabalho e na vida, mas também desenvolverá a capacidade de concentração à medida que a nuvem de poeira em sua mente se assentar. Você aprofundará a capacidade de encontrar felicidade e conexão. E se sentirá energizado e revigorado.

Você também talvez descubra que saborear o torna mais grato por tudo o que tem, incluindo as coisas pequenas. A grande ironia da mentalidade de mais – e da mentalidade de realização – é que ambas são baseadas em uma vida dopaminérgica, de modo que nenhuma leva à satisfação duradoura. Ao contrário dessas mentalidades, saborear nos deixa satisfeitos.

A mentalidade de mais permite que nos sintamos à vontade conosco mesmos apenas quando, de repente, nos encontramos com mais do que esperávamos ter – mais dinheiro no banco, mais seguidores, mais amigos. Mas esses sentimentos são fugazes e efêmeros. É possível ter uma sensação de abundância com muito mais frequência. Já existe tanta coisa boa em nossa vida – só precisamos percebê-las.

Saborear uma coisa simples a cada dia é uma tática simples. Como qualquer ideia neste livro, ela funciona juntamente com outras para promover a calma. Mas sua verdadeira magia é como ela funciona para erodir os aspectos negativos de nossa busca constante por mais: podemos deixar de lado o esforço e permanecer presentes no que estamos fazendo. Isso nos ajuda a mostrar presença no restante de nossa vida também, levando-nos a apreciar o aqui e agora – onde vivem a calma e a produtividade.

Alcançar mais é ótimo, e você pode, de fato, querer obter mais em sua vida. Mas, como espero que descubra, embora a mentalidade de realização possa funcionar em certas áreas de nossa vida, é treinando o cérebro para saborear que podemos deixar essa mentalidade de lado para encontrar o equilíbrio. Realizamos aquilo que pretendemos enquanto aproveitamos a vida plenamente.

De todas essas maneiras maravilhosas, saborear o presente – o aqui e agora – nos leva a superar a constante busca por mais e a alcançar uma calma mais profunda.

Capítulo 5

Graus de estimulação

Estimulação personalizada

Para continuarmos a explorar como o mundo moderno compromete a sensação de calma, vamos fazer um pequeno desvio para falar sobre as distrações digitais. A razão para fazer esse desvio é importante: no mundo moderno, grande parte da nossa dopamina vem do mundo digital.

Veja o YouTube, por exemplo. Enquanto escrevo estas palavras, existem bilhões de vídeos que você pode assistir no YouTube. A escala dessa plataforma é tão grande que escrever sobre seu tamanho é surpreendentemente difícil – não existe um parâmetro que você possa usar para imaginar sua escala. Mais de quinhentas *horas*[1] de vídeo são enviadas para o a plataforma a cada *minuto*. São trinta mil dias de conteúdo novo adicionado a cada 24 horas. Tecnicamente falando, o YouTube é o segundo maior[2] mecanismo de pesquisa do mundo, atrás apenas do Google, dono do YouTube.* Essa plataforma também é a segunda

---

* Também tecnicamente falando, a holding *Alphabet* é dona do YouTube e do Google, embora o Google seja a empresa guarda-chuva que administra os negócios da *Alphabet* na internet. O caso da *Meta*, a holding proprietária do Facebook, é similar.

maior do mundo, mesmo depois de incluirmos sites que são acessados, predominantemente, na China – o país mais populoso do mundo – como Tmall e Baidu. Versões localizadas do YouTube[3] estão disponíveis em mais de oitenta idiomas, em mais de cem países, e todos os dias os vídeos na plataforma geram bilhões de visualizações adicionais. E veja só: dois bilhões de usuários logados – cerca de um quarto de todos os seres humanos – visitam a plataforma todos os meses. O YouTube também pode ser considerado[4] a segunda maior plataforma de mídia social, atrás apenas do Facebook, com cerca de 2,7 bilhões de usuários.

Não são apenas os vídeos de "Baby Shark" e "Gangnam Style" que geram todo esse tráfego. O YouTube é o verdadeiro concentrador de vídeos da internet. Isso significa que as categorias de vídeos no site são infinitas: resenhas de produtos, tutoriais, *vlogs* de pessoas mostrando seu cotidiano, clipes de *talk shows* e vídeos de pessoas jogando videogame – um fenômeno que, provavelmente, nunca entenderei, não importa quantas vezes meus primos mais jovens tentem me explicar. Sem problema: com um catálogo de conteúdo tão vasto, nem todos os vídeos me agradarão. É provável que eu não goste da maioria deles.

Eu não deveria gostar.

Se olharmos bem, o YouTube é aquilo que você obteria se pegasse a televisão aberta e a virasse de cabeça para baixo. A televisão foi projetada para atrair as massas, enquanto o YouTube apresenta conteúdo que atrai exclusivamente *você*. Ao contrário de um canal de televisão, que pode transmitir apenas um programa por vez e precisa diluir o conteúdo o suficiente para atrair o maior número de pessoas possível, o YouTube pode reproduzir um vídeo diferente para cada usuário. Também não existem limites práticos para a quantidade de conteúdos do YouTube – o Google sempre pode comprar mais espaço de armazenamento barato para suas torres de servidores. Quinhentas horas adicionais de novo conteúdo a cada minuto? Sem problemas.

Também não há limite para a restrição do apelo dos conteúdos. É *melhor* se o conteúdo for de nicho: quando você descobre vídeos que parecem ser apenas do seu agrado, você os aprecia muito mais. Todos saem ganhando, ou pelo menos essa é a teoria: você passa mais tempo na plataforma, e o Google tem mais tempo para mostrar anúncios. Você consome mais conteúdo novo, e o Google ganha mais dinheiro.

Enquanto examino os vídeos recomendados para mim, neste exato momento, há vídeos sobre os mecanismos usados nas teclas mecânicas dos teclados de computador, vídeos científicos sobre astronomia e clipes de uma hora com apresentações antigas de Steve Jobs.

É pouco provável que você goste de todos esses vídeos. Essas recomendações exclusivas de conteúdo foram projetadas para atrair apenas a mim. Por isso continuo acessando.

Se você usa a plataforma, é por isso que você também a acessa.

Uma montanha de dados

Teoricamente, em meio ao enorme mar de vídeos no YouTube, existe aquele que é perfeito para você. Existe um vídeo que vai fazer você rir tanto que perderá o fôlego, chorar por 20 minutos seguidos enquanto muda para sempre a forma como pensa sobre um tópico, ou inspirá-lo a perder dez quilos nos próximos dois meses e nunca recuperá-los pelo resto de sua vida. Este vídeo provavelmente está na plataforma, em algum lugar. O trabalho do YouTube é encontrá-lo para você.

Uma das principais competências centrais do Google (se não a principal) é projetar algoritmos. Esses algoritmos fornecem tudo, desde resultados de pesquisas na internet até recomendações do YouTube, resultados de pesquisas no Gmail e de rotas no Google Maps. Um dos principais algoritmos da empresa é, obviamente, as pesquisas na internet: para a maioria das pessoas, o nome Google é sinônimo da atividade de pesquisar na internet. Nós não usamos as palavras Duck Duck Go ou Bing como verbos quando tentamos encontrar um site: nós usamos o Google. O corretor ortográfico do meu computador nem tentou colocar o nome da empresa em maiúscula nessa última frase: o nome já se tornou genérico.

Se realmente existe um vídeo perfeito para você nesse mar de bilhões, de que forma um produto como o YouTube encontra uma maneira de mostrá-lo para você?

Basicamente, da mesma forma que um ser humano faria: aprendendo o máximo possível sobre você. Quanto mais a empresa souber sobre o que você gosta, mais personalizadas serão suas recomendações. Ao captar informações sobre seus interesses, personalidade, humor e nível de renda – e ao inserir esses dados em um algoritmo sofisticado – a empresa pode determinar o vídeo mais tentador para você neste exato momento. É incrível pensar sobre isso, sobretudo porque tudo acontece em um segundo ou dois. Também é meio assustador – sobretudo no que diz respeito ao nosso relacionamento fraturado com a dopamina.

Devo ressaltar que muito pouca informação foi publicada sobre os critérios que o algoritmo do YouTube leva em consideração e com os quais faz sua avaliação. Os algoritmos de recomendação são uma vantagem competitiva e uma propriedade intelectual da empresa. Mas podemos, pelo menos, tentar reproduzir uma imagem do tipo de dados que o Google mantém sobre nós ao analisar quais informações nós processaríamos para encontrar o vídeo perfeito se estivéssemos administrando o YouTube; para encontrar o conteúdo mais dopaminérgico e com maior probabilidade de atrair os usuários constantemente para obterem mais.

Se você é um usuário comum, o YouTube já sabe muito sobre quem você é. Para começo de conversa, ele conhece seu histórico de pesquisa e visualizações, além dos conteúdos dos canais de que gosta e de onde você está fazendo *login* (com base no endereço IP do seu computador). Mesmo que *não esteja* logado, a plataforma conhece os vídeos sobre os quais você passa o *mouse* para ver uma prévia e a que horas do dia faz isso, pois os vídeos que você assiste na hora do almoço são diferentes daqueles que você assiste de madrugada, quando tem uma crise de insônia.

Não surpreende que o YouTube nos incite a fazer *login* com tanta frequência: dessa forma, quando estamos logados, o Google pode conectar nossos dados do YouTube com tudo o que sabe sobre nós. Para começar, se você estiver conectado à sua conta do Google e pesquisar informações *on-line* usando o Google, o YouTube saberá o que você pesquisou na internet. Isso por si só será suficiente para entendê-lo profundamente, definir seus interesses e saber como está seu humor nesses dias.

Se você usa o Chrome como navegador, sobretudo se ativar seu recurso "sincronizar" – o qual sincroniza seus favoritos e histórico em todos os seus dispositivos e mantém conectado à sua conta do Google – teoricamente, a empresa poderia processar todas essas informações sobre você, também.

Se você usa o Gmail, a empresa tem informações sobre com quem você se comunica (seu gráfico social), quais boletins informativos assina e o que compra *on-line* (a Amazon e outras empresas, agora, ocultam informações de compra em seus e-mails de confirmação, possivelmente para que empresas como o Google não possam adicionar tais informações ao seu perfil).

Se você usa o Google Maps, a empresa sabe para onde você viaja, quais restaurantes frequenta e quais meios de transporte usa. O serviço também pode saber quais viagens você fará.

Se você é um usuário comum da internet e visita sites sem usar um bloqueador de anúncios, a empresa também conhece muitos dos sites que você visita. O produto Analytics da empresa, que monitora seu comportamento em um site para que o proprietário dele possa coletar estatísticas de tráfego, rastreia informações sobre quanto tempo você passa no site, quais páginas visita e como chegou ao site.

A lista continua – você pode fornecer ao Google ainda mais informações por meio de sua conta do Google Drive, de seu alto-falante inteligente e do Google Notícias. Os dados que o Google tem sobre você podem preencher um livro inteiro (não se preocupe, vou parar por aqui).

No entanto, a ideia básica por trás de tudo isso é simples: quanto mais personalizadas nossas recomendações de vídeo, mais dopaminérgicas elas se tornam – e mais ficamos viciados e voltamos para obter mais.

A era da novidade

Como se diz por aí, é sempre útil "seguir o dinheiro" para entender as motivações de um negócio com fins lucrativos. No caso do YouTube, já mencionei que o aplicativo é otimizado, principalmente, para manter você nele! Generalizando a partir desse exemplo, você descobrirá que isso é verdade para a maioria dos outros serviços estruturados com base em um algoritmo. Quanto mais tempo você gasta em serviços como Instagram, Twitter e YouTube, mais dinheiro cada um desses serviços ganha. Eles simplesmente têm mais tempo para mostrar anúncios entre os conteúdos que o mantêm viciado. No momento em que escrevo este livro, o Google obtém impressionantes *80%* de sua receita de uma única fonte: a *publicidade*. Essa proporção de receita vem se mantendo[5] constante há mais de uma década – uma fonte de receita surpreendentemente robusta e confiável no mundo turbulento e notoriamente disruptivo do Vale do Silício.

A mesma coisa ocorre com o Facebook. Na verdade, isso não é totalmente verdade: sua porcentagem é muito *maior*. Neste ano, no momento em que escrevo, o Facebook obteve *97%*[6] de sua receita com publicidade. Juntas, as duas empresas[7] absorvem 61% do dinheiro de publicidade na internet. Se você está procurando algo divertido para fazer, tente bisbilhotar as configurações do Instagram para descobrir seus "interesses de publicidade".* Embora o Instagram possa interpre-

---

* Eu incluiria instruções sobre como fazer isso, mas o caminho para esse recurso no aplicativo mudará antes ou depois da publicação deste livro. Faça uma busca no *Duck Duck Go* e descubra como encontrar esse recurso.

tar certas coisas de uma forma que é comicamente errada, você descobrirá que essa plataforma é, estranhamente, proficiente em descobrir seu perfil. Para montar sua lista de interesses,[8] o Instagram monitora a atividade de suas contas nele e no Facebook, enquanto, de acordo com o site de notícias Mashable, até suga "informações de aplicativos e sites de terceiros nos quais você fez login pelo Facebook".

Eu desativei o rastreamento de anúncios do Instagram antes de fazer as pesquisas para esta seção do livro, mas felizmente tirei capturas de tela dos meus interesses que o Google havia identificado antes de desativar o "recurso" de personalização de anúncios na minha conta. Descobri que o Google identificou *177 interesses específicos* supostamente meus. Enquanto alguns deles erraram um pouco o alvo (como boates, esportes marciais, veículos de luxo e futebol, em nenhum dos quais tenho grande interesse), quase todos os itens da lista estavam corretos – por mais assustador que pareça. Isso incluía interesses tão esotéricos como: formatos de arquivos de áudio e de codificação, relógios, ferramentas de desenvolvimento de programas de computador, computação distribuída, automação residencial, Nintendo, servidores proxy e filtragem, bibliotecas de música, comédias de TV, artes visuais e design, e ioga.

Desativei rapidamente a personalização de anúncios depois de ver a lista. Minhas recomendações do YouTube agora são péssimas. Mas, pelo menos, compro menos coisas depois de desativar o mesmo recurso no Instagram.

• • •

Quanto maior for a probabilidade de que o algoritmo de uma empresa de dados possa apresentar o conteúdo perfeito para nós – seja qual for o equivalente do vídeo perfeito do YouTube – mais tempo ficaremos conectados e mais chances de voltarmos lá para obter mais. Não surpreende, então, que alguns serviços, como Instagram e Twitter, nos últimos anos, tenham se afastado de listas cronologicamente organizadas em favor das personalizadas, que apresentam primeiro as partes de conteúdo com maior probabilidade de nos fisgar.

O conteúdo que nos prende também libera bastante dopamina e, como consequência, nos afasta da calma. Uma vez que serviços como Google e Facebook ganham dinheiro com publicidade paga, eles podem cobrar das empresas para colocar anúncios irritantes diante de nossos olhos. Somos viciados o suficiente para não nos importarmos e eles podem otimizar seus serviços para nos mostrar vários anúncios que não afetarão quanto tempo passamos no aplicativo. Quanto mais tempo passamos no aplicativo, mais dopamina é liberada em nosso cérebro e mais nos afastamos da calma.

Pense nisso: no caso do Google, praticamente todos os serviços que a empresa oferece, do Google Docs às buscas no YouTube, são gratuitos. No entanto, a empresa vale mais de um trilhão de dólares.

O valor econômico que a empresa conseguiu extrair de nós e de nossos dados é fruto do trabalho com anunciantes.

Ao escrever sobre essas coisas, talvez eu pareça um sujeito paranoico que usa chapéus de papel alumínio e constrói pirâmides em seu quintal para afastar alienígenas. Eu juro que não, embora ache que esses chapéus afastam alguns desses raios de telefonia sem fio 5G (brincadeira). Este é apenas um fato: muitas empresas de tecnologia ganham dinheiro com nossos dados.

No que se refere à calma, acredito firmemente que os algoritmos de personalização fazem com que as plataformas de conteúdo — sobretudo as de mídia social — não sejam mais uma presença positiva ou neutra em nossas vidas. O mundo digital nos afasta ativamente da calma pela forma como nos prende com conteúdos que liberam dopamina.

O conteúdo *on-line* personalizado pode desequilibrar nossa neuroquímica, sobretudo em um mundo já ansioso. Os algoritmos não discriminam com base em quais vídeos, imagens ou atualizações são bons e ruins para nós. As redes sociais também não são paternalistas: a maioria delas não tem intenção maliciosa; o negócio é ganhar dinheiro.

E sejamos honestos, você pode culpá-las? Empresas não são instituições de caridade. Isso é especialmente verdadeiro no caso de empresas viciadas em crescimento, fundadas em uma cultura de mais. Quanto mais uma empresa cresce, mais ricos se tornam seus fundadores e funcionários. O caminho mais seguro para o crescimento de uma empresa de dados é ganhar dinheiro com os nossos dados. A maneira como ela faz isso é fornecendo mais doses de dopamina.

Na superfície, o fato de o mundo digital ser mais envolvente pode parecer uma coisa boa. Claro, perdemos mais tempo tocando em telas de vidro, pulando pelo Instagram, TikTok, Reddit e Twitter. Mas se estamos gastando mais tempo nessas mídias, não estamos mais entretidos? Talvez, para surpresa de muitos, não mesmo.

Embora os serviços prestados por empresas de publicidade, como Google e Facebook, pareçam, em um primeiro momento, uma fuga divertida, a longo prazo, envolver-se com eles equivale a vender a alma ao diabo. Os algoritmos de personalização nos levam a ficar em êxtase à medida que estimulamos nossa mente, o que, ao longo do tempo, nos prende ainda mais a uma vida centrada na dopamina.

Isso nos leva a ficar ainda mais ansiosos, pois experimentamos menos substâncias químicas de calma e gastamos menos tempo em atividades que nos fornecem energia e satisfação, e que estão alinhadas com o que valorizamos.

O viés a favor da dopamina

Conforme anteriormente mencionado, o cérebro é estruturado para ansiar por novidades, e quanto mais nova é uma experiência, mais dopamina o cérebro recebe como recompensa.

Para ver o quanto a internet pode ser uma novidade, como um experimento, tente visitar sua rede social preferida e refletir sobre quantas novidades as postagens que vemos apresentam (como elas são surpreendentes e inesperadas). Se desistiu das mídias sociais, tente verificar um site de notícias. Ao mesmo tempo, faça o possível para não ficar preso ao aplicativo.

Por exemplo, acesse o Instagram, abra a aba Explorar personalizada e reflita sobre como as imagens que você vê são novas. Se você é como eu, vai ser difícil não ser sugado e navegar sem pensar por alguns minutos. Se visitar o Facebook ou o Twitter e pegar algumas atualizações de notícias, memes hilários e artigos que ajudaram as pessoas que você segue a recuperarem a "fé delas na humanidade", reflita sobre como essas atualizações também são novas.

Se acontecer de ser sugado, reflita sobre o grau de controle que você de fato exerce sobre sua atenção quando usa aplicativos personalizados. Na internet, nossas intenções escapam de nosso controle com extrema rapidez.*

Como você verá, as informações mais novas na internet apelam para nossos medos, desejos e ansiedades mais básicos. E, embora essa informação nos estimule, também nos afasta da calma. A calma pode nos trazer satisfação, prazer e relaxamento. Mas, naquele momento, raramente nos sentimos atraídos por aquilo que a fornece.

Em vez disso, somos atraídos pela dopamina, mesmo quando os hábitos dopaminérgicos não nos proporcionam um significado duradouro ou um prazer genuíno e profundo. Não é difícil escolher entre ver algo estimulante no Facebook e tomar uma xícara de chá enquanto contempla a vida tranquilamente. Optamos pela dopamina quase

---

* A mídia social também compromete a conexão humana porque nos permite criar uma realidade única para nós mesmos quando escolhemos de quem consumimos informações. A página inicial do YouTube de cada pessoa é diferente e única. Essas "bolhas de filtro" de conteúdo personalizado podem tornar mais difícil nos relacionarmos uns com os outros à medida que desenvolvemos interesses mais polarizados.

todas as vezes – uma decisão que nos gratifica no momento, mas nos leva a uma sensação de vazio no final.

Gosto de pensar nisso como o viés a favor da descarga de dopamina no cérebro: tentamos maximizá-la no presente, mesmo que isso nos deixe mais ansiosos com o passar do tempo e trabalhe contra nossos objetivos de longo prazo.

Os três fatores da dopamina

A internet está repleta[9] daquilo que os cientistas denominam superestímulos. Além da mentalidade de realização e da mentalidade de mais, os superestímulos são a principal razão pela qual o mundo moderno nos deixa tão ansiosos.

Eu penso nos **superestímulos** como *versões exageradas e extremamente processadas de coisas que estamos naturalmente estruturados para desfrutar*. São versões artificiais e mais estimulantes da coisa real – com os componentes mais desejáveis acionados para produzir mais dopamina, o que nos leva a voltar, mais tarde, para obter mais. Isso é especialmente verdadeiro quando esses estímulos são adaptados, por meio de algoritmos, para serem novos para *nós*. A maioria dos superestímulos está na internet.

O mundo moderno nos oferece alternativas para atividades que proporcionam uma liberação mais equilibrada de substâncias químicas neurológicas. Alguns exemplos:

- verificar as redes sociais é mais estimulante do que conversar com um amigo no café da manhã;
- a pornografia é mais dopaminérgica do que fazer sexo;
- pedir comida de um aplicativo para entrega em domicílio é mais estimulante do que cozinhar o jantar com seu cônjuge;
- assistir a vídeos do YouTube é mais estimulante do que ler um livro envolvente acompanhado de uma xícara de chá;

- deitar-se no sofá lendo notícias *on-line* é mais estimulante do que se exercitar andando de bicicleta ou caminhando pela cidade;
- uma maratona da Netflix é mais estimulante do que jogar jogos de tabuleiro com seu cônjuge ou construir uma fortaleza de almofadas na sala de estar com seus filhos.

Lembre-se: quando existe uma escolha, na maioria das vezes, somos atraídos pelas que maximizam a liberação de dopamina. Os superestímulos nos fornecem mais dopamina do que qualquer outra coisa em que poderíamos estar gastando nosso tempo e atenção, mesmo que a duração desse prazer seja curta.

• • •

Quanto mais dopamina uma atividade libera, mais viciante a atividade se torna com o tempo. As pesquisas mostram[10] que três fatores influenciam o tamanho da dose de dopamina que recebemos:

1. **Novidade.** O quanto surpreendente e inesperado algo é para nós;
2. **Efeito direto.** O quanto um estímulo influencia, de forma tangível e direta, nossa vida, ou o quanto isso importa para nós. Esse efeito também é conhecido como efeito marcante;
3. **Genética.** Alguns de nós são simplesmente predispostos a experimentar níveis mais altos ou mais baixos de dopamina em determinadas regiões do cérebro.

A genética está fora do escopo deste livro, mas vale a pena falar sobre ela brevemente. Este livro aborda uma gama ampla de ideias e rituais para obtermos a calma. Seria impossível explorar completamente qualquer ideia – o livro teria vinte mil páginas se o fizéssemos, e ninguém quer isso. Além disso, quando se trata de escrever sobre o cérebro, alguma simplificação é necessária. Por exemplo, enquanto estou focando, sobretudo, em como a dopamina estimula, em excesso, a mente, há também um lado mais leve da dopamina: ela nos ajuda a pensar, nos motiva a fazer a diferença e nos permite levar uma vida com mais consciência. Além disso, muitos hábitos que liberam neuroquímicos calmantes também liberam, ao mesmo tempo, dopamina. A dopamina não é de todo ruim, sobretudo quando combinada com substâncias químicas que geram satisfação. Assim como buscar e saborear, é tudo uma questão de equilíbrio.

A genética também pode iluminar um aspecto mais sombrio da dopamina. Existem inúmeras doenças e distúrbios[11] associados a níveis alterados de dopamina: a doença de Parkinson, o Transtorno do Déficit de Atenção com Hiperatividade (TDAH) e a anorexia estão todos, pelo menos em parte, associados a níveis mais baixos dessa substância. Por outro lado, a síndrome de Tourette, a psicose e alguns vícios estão associados a níveis mais altos em certas partes do cérebro ou, no caso de vício, aumentos repentinos e repetidos de dopamina. A esquizofrenia e o distúrbio bipolar também são, muitas vezes, associados a desequilíbrios da dopamina.

Embora a genética desempenhe um papel, eis o que deve ser lembrado: *suas fontes de dopamina são extremamente importantes*. Hábitos calmos liberam um coquetel balanceado de produtos químicos, incluindo dopamina. Quando seus hábitos liberam *principalmente* dopamina, você corre o risco de ter problemas.

Este é, sobretudo, o caso de superestímulos novos.

• • •

Já escrevi sobre a novidade, o primeiro fator da dopamina. Somos apresentados hoje a mais estímulos novos do que jamais estivemos expostos na história da evolução humana. Os superestímulos novos nos entorpecem ao mesmo tempo que nos deixam ansiosos. Quanto mais dopamina nos acostumamos a conviver, mais desejamos manter esse nível de estimulação – e menos nos sentimos calmos no aqui e agora. É a transição clássica da televisão para o YouTube: o entretenimento não é mais apenas uma novidade em geral, é uma novidade exclusiva para *nós*. Isso o torna mais atraente – e mais difícil de resistir – do que nunca.

Em nenhum lugar essa novidade está mais visível do que no mais tabu dos sites: a pornografia. Ela é um tema reconhecidamente desconfortável, mas estranhamente fascinante sobre o qual escrever. Existem poucos serviços de internet tão populares, mas a menção a eles é igualmente proibida: 70% dos homens são usuários regulares de pornografia,[12] mas poucos estão dispostos a falar sobre esses sites.

De muitas maneiras, a pornografia na internet é o maior superestímulo possível. Como escreveu Gary Wilson, o autor de *Seu cérebro por pornografia*, os sites pornográficos "embutem a busca por novidades na maneira como são programados, [porque] com várias abas abertas e clicando por horas, você pode 'experimentar' mais parceiros sexuais novos a cada dez minutos do que seus ancestrais caçadores-coletores experimentavam em toda a vida"[13]. A excitação sexual aumenta mais os níveis de dopamina do que quase qualquer outra coisa, então não é surpresa que a pornografia na internet – que é muito artificial, mas crucialmente mais nova do que a relação sexual real – possa ser tão viciante.

Tal como acontece com a maioria dos superestímulos, a pornografia possui inconvenientes graves. Um estudo descobriu que "após o consumo de pornografia, os indivíduos relataram menos satisfação com seus parceiros íntimos – especificamente, com relação ao afeto, à aparência física, à curiosidade e ao desempenho sexual desses parceiros"[14]. Alterando um pouco as palavras de modo que este estudo pareça menos acadêmico: a pornografia pode destruir a intimidade sexual em sua vida e tornar seu parceiro menos atraente para você. Eles continuam sendo a mesma pessoa – você apenas os considera menos atraentes. E esse estudo foi realizado em 1988, *antes* do advento da pornografia na internet. Desnecessário dizer que, hoje em dia, o fator novidade é muito, muito maior. E os efeitos negativos também. O tempo íntimo com seu parceiro libera menos dopamina do que o tempo gasto com pornografia – e, como resultado, seu cérebro primitivo considera esse tempo menos valioso do que o que você gasta assistindo alguns vídeos na internet. (O tempo íntimo libera significativamente mais substâncias químicas do tipo aqui e agora.)

Em muitos casos, o uso de pornografia pode levar à ansiedade e à depressão,[15] talvez porque, por ser um superestímulo, ele talvez torne a mente mais ansiosa e dependente da dopamina. Assim como a mídia social simula a conexão humana, mas leva a menos intimidade com os amigos, a pornografia simula a conexão íntima, enquanto nos torna menos próximos de nossos companheiros ou, se formos solteiros, de potenciais companheiros românticos.

Quando não tomamos cuidado, mesmo nossas conexões pessoais mais profundas podem se tornar vítimas infelizes de nosso desejo constante por novidades.

• • •

Depois da novidade e da genética, o terceiro fator de dopamina é o efeito marcante: quanto mais diferença direta um estímulo fizer em sua vida, mais dopamina ele liberará. Este fator é bastante simples. Se você encontra uma nota de US$ 20 no chão e recebe um aumento salarial de US$ 5 mil ao ano no mesmo dia, ambos os eventos podem ser igualmente novos. Mas o aumento de salário obviamente fará uma diferença muito maior em sua vida e, como resultado, levará a uma liberação mais substancial de dopamina. Da mesma forma, seu companheiro, ao dizer sim à sua proposta de casamento, provocará um pico de dopamina mais significativo do que se concordasse em ter apenas mais um encontro romântico com você.

O fator novidade entra em jogo aqui de uma maneira diferente também. Às vezes, diz-se que a chave para a felicidade é ter expectativas baixas. Isso se deve à dopamina. Se você já esperava um aumento salarial de US$ 5 mil e o consegue, obterá uma dose de dopamina muito menor do que se não esperasse tal coisa.

Da mesma forma, se você esperava um aumento de US$ 5 mil ao ano e recebe um bônus único de US$ 1 mil, pode ficar decepcionado – mesmo que esteja US$ 1 mil mais rico.

Isso ocorre porque a dopamina sobe quando algo é melhor do que o esperado e diminui quando nossas expectativas não são atendidas. Durante o percurso evolucionário, essa função serviu a um propósito. Como um estudo definiu, "as situações em que recompensas são, inesperadamente, obtidas ou retidas representam oportunidades para novos aprendizados"[16]. Quando a realidade não combina com as expectativas, experimentamos aquilo que os neurocientistas denominam "erro de previsão de recompensa". Isso nos diz que estamos prestes a aprender algo valioso. Ao desconstruir o que aconteceu – e aprender com o aumento de dopamina (ou a falta dele) – podemos gerenciar melhor nossas expectativas na próxima vez. Isso nos ajuda a entender como funciona o mundo, aumentando nossas chances de sobrevivência.

Infelizmente, os superestímulos são construídos para explorar esse ciclo de aprendizado.

Tirando proveito

Os algoritmos de personalização na internet tiram proveito tanto da novidade quanto dos fatores de efeito direto da dopamina. Conforme mencionei, quanto mais informações uma empresa de dados coleta sobre você, mais as suas mídias sociais terão novidades. Além disso, as redes sociais são mais viciantes do que outros aplicativos e sites pelo fato de que nos parecem familiares: o conteúdo que vemos é relacionado a pessoas que conhecemos! É difícil ficar mais familiar do que isso.

A familiaridade é, em grande parte, o que torna os superestímulos da internet tão viciantes. Quando o conteúdo diz respeito a um assunto que nos é familiar, ele se torna mais atraente: é mais amigável, sentimos menos resistência em consumi-lo após a exposição repetida e, provavelmente, o consideraremos mais agradável. Na psicologia, isso é chamado de "efeito da mera exposição"[17]. Quando somos repetidamente expostos a qualquer estímulo, desenvolvemos uma preferência por ele apenas *porque* ele nos é familiar. Isso é verdade independentemente de um estímulo ser positivo, neutro ou negativo.[18] Pode ser por isso que plataformas, como o YouTube, nos colocam em nichos, tópicos que não são apenas interessantes, mas tão pessoais que se tornam parte de quem somos. Na altura do 67º vídeo sobre teclados mecânicos, o tema passa a fazer parte de nossa identidade e das histórias que contamos a nós mesmos: não estamos mais apenas vagamente interessados em teclados, somos *aficionados* por teclados mecânicos. A familiaridade com o assunto é um acelerador para o consumo de novas informações.

Ao mesmo tempo, a dopamina digital nos leva a maximizar os recursos futuros por meio da mentalidade de mais. As redes sociais nos fornecem métricas que o cérebro primitivo considera mais importantes do que dinheiro: métricas sobre nosso grau de popularidade e de importância para as pessoas que conhecemos. Não é à toa que tantos aplicativos operados por empresas de dados estão associados a moedas: contagens de seguidores, curtidas e número de amigos ou conexões são exemplos desses tipos de moeda. Impulsionados pela dopamina, sentimos a necessidade de maximizar a maioria das moedas com as quais entramos em contato.

Há outra maneira mais sutil de as empresas de dados aproveitarem nosso viés a favor da dopamina. Ao abrir o aplicativo impulsivo de sua escolha, você pode perceber que se envolve com o conteúdo apenas na metade do tempo. Às vezes, o conteúdo é atraente o suficiente para fisgar você; o resto do tempo, você entra e sai do aplicativo. Isso talvez não seja fortuito:[19] estudos sugerem que o cérebro libera cerca de *duas vezes* mais dopamina quando há 50% de probabilidade de uma recompensa, em comparação com quando as chances são de 100%. Não admira que verifiquemos e-mails com tanta frequência e que continuemos voltando aos aplicativos de mídia social.

Como James Clear, autor de *Hábitos atômicos*,[20] escreveu, "grosso modo, quanto mais prazer imediato você obtém de uma ação, mais fortemente você deve questionar se ela se alinha com seus objetivos de longo prazo". Sucumbimos ao que Clear chama de "versões exageradas da realidade" ao sermos vítimas de superestímulos "que são mais atraentes do que o mundo em que nossos ancestrais evoluíram".

O cérebro pode desejar a calma, mas não consegue resistir à dopamina.

• • •

Antes de continuar, vale a pena reiterar a conexão que os superestímulos têm com a calma. Grande parte de nosso comportamento on-line é impulsionado por superestímulos, e as redes de dopamina do cérebro não têm correlação com redes de calma. Como resultado, os superestímulos nos afastam da calma e nos levam em direção à ansiedade. Isso afeta o equilíbrio das substâncias químicas no cérebro, deslocando a ativação das redes que nos deixam calmos e presentes para as que nos estimulam.

Um ponto de virada importante em minha própria jornada rumo à calma foi quando percebi que os aplicativos no meu telefone celular estavam tirando proveito da estrutura física do meu cérebro. Como qualquer um, minha mente ama (e anseia por) dopamina. Eu precisava controlar esse desejo de dopamina, sobretudo por causa de meus desejos conflitantes por foco, energia e produtividade.

As drogas são viciantes porque causam um pico de dopamina no cérebro.[21] Desta forma, em um nível químico, Facebook, Twitter e YouTube são idênticos a uma versão suave de uma substância viciante. Só que, em vez de causar uma liberação de dopamina no cérebro por meio de uma pílula, eles liberam esses mesmos produtos químicos por meio de imagens audiovisuais que reforçam as emoções e os impulsos básicos. Não é assim que pensamos logicamente nesses serviços, mas é como o cérebro os enxerga de forma primitiva.

No capítulo anterior, contei brevemente a história de como adquiri meu primeiro iPhone e o quanto ele era uma maravilha. À medida que eu passava cada vez mais tempo nesse dispositivo, ele se tornava mais uma maneira de obter doses de dopamina do que uma ferramenta útil – ele atravessou o abismo da utilidade para se tornar uma presença negativa no meu dia. A cada ano, ele era atualizado para injetar doses ainda mais eficientes: com telas maiores para fornecer mais informações, processadores mais rápidos para reduzir o tempo que eu precisava esperar por aplicativos dopaminérgicos e câmeras melhores para compartilhar uma janela da minha vida com o mundo e obter mais curtidas.

Outro fator importante é que eu podia usar meu celular para dirimir a qualquer insegurança que eu tivesse em um determinado momento. Se eu quisesse sentir se havia alguma conexão comigo, poderia verificar quantas pessoas haviam curtido uma postagem recente no Twitter ou no Instagram. Se eu quisesse validar meu ego, poderia verificar quantos exemplares dos meus livros haviam sido vendidos naquela semana através do portal do autor da minha editora. Se eu quisesse me sentir aceito, poderia enviar mensagens de texto para alguns amigos para ver quem respondia primeiro.

Claro, as expectativas distorcem a realidade: metade do tempo eu estava feliz com as métricas, na outra metade, eu ficava decepcionado. Mas continuei voltando. Essas métricas eram uma fuga – embora, na prática, fossem apenas uma forma oculta de estresse crônico.

Graus de estimulação

Perceber quantos superestímulos haviam se infiltrado em minha vida me obrigou a dar um passo atrás, a fazer um plano para eliminar as maiores distrações.

Ao desconstruir os motivos da minha ansiedade, descobri um quadro meio confuso. Se você fez uma lista de suas fontes evitáveis de estresse crônico e tentou controlar as evitáveis, pode ter descoberto o mesmo que descobri. Apesar de meus melhores esforços para controlar minhas fontes de estresse crônico, os superestímulos continuavam surgindo.

Claro, leva tempo para reequilibrar a química cerebral em favor da calma. Mas os superestímulos dificultam essa batalha.

Olhando para trás, à medida que me tornava mais viciado em superestímulos digitais, também passava a dedicar mais tempo a superestímulos analógicos. Dopamina gera dopamina; quanto mais dopamina liberamos mais dopamina desejamos, porque queremos permanecer nesse nível elevado. Quanto mais eu buscava essa substância no mundo digital, mais a desejava no meu mundo analógico. Bebia mais álcool, comia mais comida entregue em domicílio e fazia mais compras – *on-line* e *off-line*.

Sem que eu percebesse, meus dias começaram a girar em torno desse neurotransmissor. Claro, talvez eu tomasse um banho relaxante quando chegasse ao meu quarto de hotel – mas apenas enquanto ouvia um podcast ao mesmo tempo, depois de comer uma deliciosa refeição de frango frito. E mesmo se me desconectasse durante uma viagem, quando a internet estava disponível em um voo, muitas vezes eu cedia à tentação de acessar e me conectar para conseguir mais doses.

É verdade que estou sendo um pouco duro comigo mesmo para reforçar meu argumento. Infelizmente para mim, enquanto eu mantinha um bom desempenho no trabalho (deixando de lado o episódio significativo de esgotamento), minha vida pessoal foi invadida por superestímulos, que iam desde aplicativos que eu verificava compulsivamente a grandes quantidades de comida processada que consumia toda semana.

Tudo isso só serviu para me afastar ainda mais da calma.

• • •

Fazer um balanço de nossos hábitos que são orientados pela dopamina é essencial. Atividades diferentes têm "graus de estimulação" diferentes dependendo da quantidade de dopamina liberada quando as praticamos. É possível fazer um gráfico com as atividades em que nos envolvemos, e colocar as que liberam uma quantidade de dopamina menor na parte inferior, e as ações que liberam mais essa substância na parte superior.

Se fizer um balanço das atividades com as quais se envolve ao longo do dia e registrá-las no gráfico apresentado a seguir, verá que os superestímulos mais novos e personalizados ficam no topo, enquanto as atividades mais entediantes ficam no fundo. Preenchi esse gráfico com exemplos de estímulos aos quais eu, pessoalmente, cedia ao longo da semana.

É claro que o seu gráfico será diferente – mesmo que nós dois gastemos tempo exatamente nas mesmas atividades. Estamos todos estruturados de maneiras distintas e encontramos níveis diferentes de efeitos marcante e de novidades em nossas tarefas diárias.

A soma de dopamina liberada por suas atividades diárias determina seu grau geral de estimulação. Dessa forma, seu nível de estimulação mental é, em grande parte, apenas uma função da quantidade de dopamina com a qual sua mente se acostumou a conviver.

Se você passa a maior parte do seu dia de trabalho entre e-mails, mídias sociais e notícias, e chega em casa para assistir televisão enquanto bebe cerveja, vai viver perto do topo desse gráfico – e se sentir bastante ansioso como consequência. Também é mais provável que fique esgotado se suas distrações servirem como fontes de estresse crônico.

Por outro lado, quando, deliberadamente, você abandona suas atividades mais dopaminérgicas e encontra coisas para saborear, ao mesmo tempo em que presta atenção a seu grau de envolvimento, você viverá mais perto da parte inferior do gráfico.

GRAU DE ESTIMULAÇÃO

> Utilize o gráfico acima para registrar as atividades com as quais se envolve ao longo de um dia típico ou semana. Procure posicioná-las de acordo com o grau de estímulo e, após finalizar, reflita sobre as características dos estímulos aos quais dedicou maior tempo.

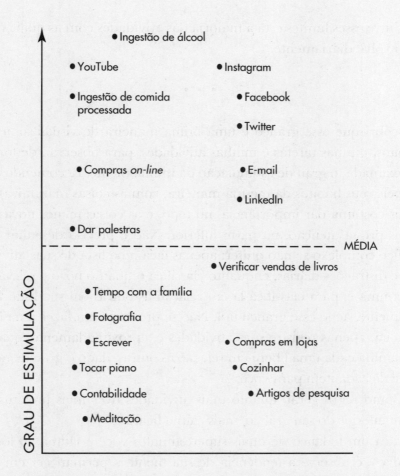

Você se tornará mais presente, focado e calmo como resultado.

Esse gráfico, obviamente, continua muito além dos limites arbitrários que apontei. Além de seu limite superior, estão as atividades que liberam uma quantidade incrível de dopamina que poucos de nós praticam, como o uso de drogas pesadas. Isso se encaixa na analogia dos graus de estimulação: quanto maior a dose de dopamina, maior a queda depois. Abaixo do limite inferior do gráfico estão atividades que quase não liberam dopamina, que dificilmente vale a pena mencionar, como ficar acordado com os olhos fechados durante várias horas.

Entre esses limites está a maioria das atividades com as quais você se envolve diariamente.

• • •

Descobri que esse gráfico é uma ótima maneira de visualizar meus hábitos, minhas tarefas e minhas atividades, para observar, de forma aproximada, o grau de estimulação da minha mente. Recomendo que mapeie seus hábitos da mesma maneira, com as coisas mais novas, às quais costuma dar importância, no topo, e as coisas menos novas, às quais presta atenção, na parte inferior. Não é preciso desenhar um gráfico complexo se não quiser: apenas faça uma lista de suas atividades e distrações diárias, enquanto classifica o quanto novo e relevante cada uma é, para classificá-la em relação às outras em sua lista. Pessoalmente, acho esse gráfico útil. Não se preocupe em fazer uma lista perfeita, apenas registre suas atividades e, aproximadamente, quanta dopamina cada uma libera em relação às outras, dado o grau de novidade de cada item para você.

Como regra geral, quanto mais atividades tiver mais próximas à parte inferior do seu gráfico, mais calmo ficará.

Faça um balanço de quais superestímulos você é vítima ao longo do dia – e observe a tendência de sua mente a permanecer em um nível elevado. Por exemplo, se está trabalhando em uma planilha entediante, você mantém sua caixa de entrada de e-mails aberta, em segundo plano, para continuar a se sentir estimulado? Se tiver alguns minutos livres antes de uma reunião, você usa esse tempo para navegar no celular? Se acabou de pousar após uma viagem de avião sem usar a internet, você sente um desejo forte de obter várias doses de dopamina do seu celular porque ficou sem isso durante várias horas?

Ao classificar suas atividades diárias pelo nível de liberação de dopamina, e talvez depois de um pouco de experimentação, você poderá notar algumas das mesmas coisas que eu notei, incluindo:

- **Nem todos os graus de estimulação são iguais.** As atividades próximas ao topo do gráfico são, em sua maioria, uma perda de tempo – essas são as distrações e os desperdiçadores de tempo aos quais, muitas vezes, recorremos pelo desejo de estimular a mente. Essas atividades são, muitas vezes também, uma fonte de estresse crônico. Por baixo desta faixa de atividades, estão as tarefas que nos permitem preencher o tempo com produtividade e significado e que proporcionam uma mescla mais equilibrada de substâncias neuroquímicas. Dessa forma, os objetos de atenção na parte inferior do gráfico não levam apenas à produtividade e ao significado – eles ajudam a nos sentir felizes e calmos. Eles também são mais ativos e menos passivos.
- **Quanto mais alto sobe, menos vai querer descer.** A dopamina é viciante – nossa mente evoluiu de modo a ansiar por ela e rotula qualquer comportamento que libere a substância química como uma atividade que nos aproxima de nossos objetivos. Nossa mente gosta de subir para um nível mais alto de estimulação: sentimos pouca resistência em prestar atenção a algo mais novo do que o que estamos fazendo naquele momento, como quando percebemos a chegada de um e-mail e estamos trabalhando em uma planilha. É muito mais difícil nos deslocarmos para um patamar mais baixo. Afinal, fazer isso significa abrir mão da dopamina. Dessa forma, existe uma corrente ascendente natural no gráfico. Essa é uma força contra a qual, no mundo moderno, precisamos resistir ativamente.
- **Seu grau de estimulação, provavelmente, aumentou ao longo do tempo.** É provável que seu nível médio diário de estimulação tenha aumentado com o passar do tempo, à medida que a internet se infiltrou nas lacunas de seus dias.
- **Os itens em seu gráfico não são estáticos.** Alguns itens de seu gráfico aumentarão a cada ano que passa – de um modo geral, os ambientes em que nos encontramos estão se tornando

mais novos, não menos. Certas coisas em seu gráfico, como as mídias sociais impulsionadas por algoritmos de personalização, podem ter aumentado substancialmente nos últimos anos. Com o passar do tempo, aumenta a distância entre os superestímulos digitais e os estímulos analógicos.

- **As atividades analógicas vivem perto do fundo; as atividades digitais vivem no topo.** Isso nem sempre é verdade: fazer a contabilidade no computador pode ser classificado abaixo de assistir a um musical da Broadway. De um modo geral, porém, as atividades analógicas se agrupam na parte inferior do gráfico, enquanto as digitais vivem mais perto do topo. Embora as atividades analógicas com as quais nos envolvemos geralmente levem a um envolvimento calmo, a vida digital costuma se estruturar em torno da maximização da liberação de dopamina – o que pode afetar a vida analógica se não tomarmos cuidado. Esse é um tópico tão importante que dediquei um capítulo inteiro a como podemos conviver melhor com o mundo analógico (Capítulo 7).
- **Aquilo que estimula não necessariamente faz feliz.** Ao refletir sobre os níveis de suas atividades, você pode descobrir que aqueles mais próximos da parte superior e inferior do seu gráfico geram sentimentos muito diferentes. Se tivesse que descrever a sensação geral que tenho quando vejo as tarefas próximas ao topo do meu gráfico, usaria palavras como "estresse", "vazio" e "fuga". Eu estaria inclinado a usar palavras como "prazer", "satisfação" e "calma" com relação às atividades próximas ao limite inferior. Isso, novamente, se deve às substâncias neuroquímicas que essas diferentes atividades liberam.

Agora, vou deixar a questão de como se livrar dos superestímulos como um "circuito aberto" em sua mente até que leia o próximo capítulo. Como descobri, foi necessário muita experimentação e pesquisa para controlar os superestímulos que cresciam como ervas daninhas pelas frestas do meu dia.

Por enquanto, se você decidir fazer seu próprio gráfico de grau de estimulação, resista ao desejo de ser duro consigo mesmo. Tenha em mente que o desejo por atividades dopaminérgicas faz parte daquilo que o torna humano. A conscientização que essa atividade proporciona é o primeiro passo para mudar seu comportamento para melhor.

A chave para o relaxamento

Você só vai querer viver cem anos se permanecer ativo.[22]
PROVÉRBIO JAPONÊS

Dediquei a maior parte deste capítulo, para não dizer deste livro, a discutir as forças que nos elevam a patamares novos de estimulação e ansiedade – incluindo o estresse crônico, a mentalidade de realização, a mentalidade de mais e os superestímulos. Com base em tudo isso, espero que você descubra que uma verdade neurológica fala mais alto do que todas as outras: otimizamos nossos dias em torno dos neuroquímicos errados para manter a calma.

Uma vez que o mundo digital se tornou mais inovador e marcante, passamos ainda mais tempo nele, inclusive quando estamos tentando relaxar. Dessa forma, não gastamos nosso tempo de inatividade de forma tão proveitosa quanto no passado (supondo que você não tenha crescido com as mídias sociais). Os superestímulos nos levam a ficar mais ansiosos e menos calmos, mais estressados, menos presentes e menos equilibrados mentalmente à medida que buscamos a dopamina acima de tudo. Esses mesmos superestímulos também nos levam a gastar nosso tempo de inatividade de forma passiva em vez de ativa.

Em geral, nos sentimos culpados quando relaxamos, mas esse sentimento de culpa, na maioria das vezes, é exatamente o que chamamos aquele desconforto que experimentamos quando nos ajustamos a um nível novo e mais baixo de estimulação mental. Temos rótulos diferentes para as formas como nossa mente se contorce à medida que nos tornamos mentalmente calmos – tédio, inquietação, impaciência e culpa – dependendo da natureza de nossos pensamentos.

Tudo faz parte do processo de encontrar a calma.

• • •

Ver as inúmeras maneiras pelas quais os superestímulos me deixavam ansioso me forçou a recuar, fazer um balanço e embarcar em um esforço deliberado para usar o tempo de inatividade para encontrar uma maneira de acalmar minha mente.

Ao usar o tempo de inatividade para diminuir o grau de estimulação, recuperamos a calma. Eu chegaria ao ponto de dizer que **diminuir o grau médio de estimulação é o *propósito* do tempo de inatividade**. Dessa forma, podemos passar esse tempo de uma maneira que genuinamente acalme nossa mente, em vez de nos entregarmos a hábitos que são apenas fontes ocultas de ansiedade. Podemos baixar o grau de estimulação de maneira correta e permanecer em um nível mais baixo, onde mora a calma. Assim como o canário na mina de carvão, há muito mais oxigênio para nós nessas altitudes mais baixas.

Olhe para a parte inferior do seu gráfico de grau de estimulação. É lá que você encontrará satisfação e calma.

Aquilo que proporciona gratificação imediata pode liberar mais dopamina. Mas quando um estímulo não é imediato, ele é mais satisfatório e libera um conjunto mais equilibrado de neuroquímicos que nos permitem penetrar mais profundo na vida ao longo do tempo. Embora a mente gravite para atividades que possuem uma forte relação estímulo-esforço, essa tendência, em geral, gera um aumento de ansiedade. Resistir a esse impulso leva a maiores níveis de calma.

Vidas calmas, em que ficamos hipnotizados pela fogueira enquanto acampamos, ou apenas prestamos atenção às pequenas coisas do nosso dia; as cores mutáveis das árvores pelas quais passamos em nosso trajeto matinal, a visão do sol quando começa a espreitar acima da linha do horizonte. Quanto menor o grau de estimulação, mais fácil é saborear a vida cotidiana.

Passar mais tempo nessas altitudes mais baixas provavelmente será a coisa mais desafiadora e recompensadora que você fará em sua jornada rumo à calma. Quando buscamos uma saída para relaxar após um longo dia, gravitamos em direção a superestímulos para manter a mente no mesmo nível: entregando-nos a videogames, mídias sociais, bebidas, compras *on-line* e navegação na internet sem qualquer objetivo.

Para realmente relaxarmos, precisamos diminuir o grau de estimulação. Embora isso tenha exigido um esforço substancial em minha própria jornada, eu acabei encontrando maneiras de diminuir meu grau de estimulação e substitutos para hábitos como esses – ideias que abordaremos nos próximos capítulos. Essa jornada também me levaria a fazer aquilo que alguns chamam de jejum de dopamina – uma história que contarei agora.

Por mais enigmática que a ideia possa parecer, ela é surpreendentemente eficiente para encontrar a calma.

Capítulo 6

Jejum de estímulos

Passado mais ou menos um ano em minha busca pela calma, a despeito de algumas dificuldades persistentes para me desprender de certos superestímulos, minha missão progredia satisfatoriamente. Eu havia identificado várias das causas da minha ansiedade: além da mentalidade de realização, da mentalidade de mais, os diversos superestímulos me compeliam a absorver um estresse crônico desnecessário e a estruturar minha rotina inteira em torno da liberação de dopamina. Lançando mão de muitas das ideias que apresentei até aqui,* também vinha tendo sucesso em aplacar a ansiedade, e controlar o *esgotamento* a fim de me fazer mais aplicado e em lidar com as fontes de estresse crônico ainda presentes em meu inventário.

Conforme eu explorava mais a fundo as pesquisas relacionadas à busca da calma, dois aprendizados rapidamente se tornaram evidentes.

---

* Digo "muitas das ideias" pelo fato de estar contando a minha trajetória um tanto fora de ordem. Estruturei o livro com base nas táticas que efetivamente me fizeram progredir na busca pela serenidade, e não na ordem de descoberta delas, a fim de torná-lo mais útil.

O primeiro é que, assim como trabalhar para controlar as fontes evitáveis de estresse crônico é um grande passo em direção à busca pela calma, lidar com as fontes *in*evitáveis desse estresse é indispensável. Normalmente, as fontes inevitáveis de estresse crônico são tão abundantes quanto aquelas que somos capazes de controlar. Além do que, em última análise, nosso cérebro não sabe (nem se importa em saber) quais fontes são evitáveis e quais não são – ambas nos fazem perder o controle da mesma maneira.

É importante cultivar hábitos que nos tornem menos suscetíveis ao estresse inevitável. Por sorte, a adoção de estratégias apropriadas de alívio do estresse já alivia, por tabela, muitas das formas de estresse crônico inevitável. Não é que o estresse vá sumir; a sua capacidade de lidar com ele é que se renovará.

O segundo aprendizado, tão essencial quanto, é que é necessário fazer um esforço especial para lidar com as fontes de estresse mais *insistentes*, isto é, os superestímulos mais sedutores e, portanto, mais difíceis de abandonar. Os superestímulos mais perniciosos se engancham em nossa mente de modo a tirar vantagem do cérebro tal como ele está programado para funcionar. Os superestímulos – como aqueles biscoitos na despensa que você passa o dia tentando evitar – podem ser difíceis de renegar apenas com base na força de vontade, de sorte que se faz necessária uma mudança estrutural.

No próximo capítulo, nos deteremos no tipo de estresse que é impossível evitar; neste aqui, vamos mirar no tipo de estresse que *conseguimos* evitar, e controlar as fontes de superestímulo que teimam em ressurgir apesar de nossos esforços para resistir a elas.

O fluxo do estresse

A ciência que estuda o estresse propõe uma possibilidade curiosa: o estresse pode *se acumular dentro de nós* ao longo do tempo, e, se não aliviamos frequentemente a pressão gerada por esse estresse, ela não para de aumentar.

Tente visualizar um tambor de aço maciço, pressurizado, com um tubo ligado a ele. Este tubo tem uma única função: canalizar vapor escaldante para dentro do tambor. O tambor se enche de vapor sempre que a torneira está aberta, de maneira que a pressão em seu interior aumenta.

Como você certamente deduziu, nessa analogia, o maciço tonel é a sua mente (e corpo) e o vapor, o estresse.

A analogia é muito propícia para ilustrar os efeitos do estresse, assim como as diferenças entre estresse crônico e agudo. O agudo, ainda que temporário, também canaliza vapor para o tambor – e a pressão adicional que ele gera não nos passa batido, por mais que dure por pouco tempo. Numa vida acometida *exclusivamente* por estresse agudo, tendemos a naturalmente, automaticamente pôr em execução estratégias de alívio do estresse que nos possibilitem – para permanecer na analogia – desanuviar: são aquelas atividades banais que fazemos no dia a dia para desopilar, como ouvir podcasts, ler livros, praticar atividades físicas, sair de férias.

Por outro lado, nunca paramos de fornecer estresse crônico ao tambor. Quanto maior for a quantidade tolerada de estressores crônicos, maior será a quantidade de vapor fornecida e, portanto, a pressão acumulada. Até gerimos bem quantias razoáveis de estresse crônico – a pressão que provém, digamos, das demandas de trabalho, da administração da casa ou de preocupações financeiras –, já que liberamos pressão o suficiente ao longo do tempo, senão para nos livrar completamente do estresse, ao menos para nos manter presentes. É o caso, em especial, do estresse que se origina do esforço para alcançar um propósito de vida, ou seja, de um esforço que se conecta a valores individuais. É conforme colecionamos fontes de estresse em demasia – como checar compulsivamente notícias, redes sociais e aplicativos – que o estresse se acumula num ritmo mais acelerado do que somos capazes de aliviá-lo. Assim, nos aproximamos cada vez mais do limiar pessoal de esgotamento.

Se você já sentiu algum dos efeitos negativos do estresse mencionados neste livro, como esgotamento ou estresse, foi provavelmente porque, como no meu caso, a pressão se acumulou sem que houvesse para onde ir.

Se você não toma nenhuma atitude, seu tambor pressurizado começa a estremecer. *Ansiedade*.

Se você continua sem tomar nenhuma atitude, a pressão se acumula a ponto de o tambor rachar. *Esgotamento*.

Nesse ponto, não resta escolha senão juntar os cacos e recomeçar.

Felizmente para nós, existe uma válvula de escape: as estratégias de alívio do estresse que servem para equilibrar a mente, as quais liberam vapor e reduzem a quantidade de cortisol, impedindo que o estresse chegue a causar efeitos adversos.

• • •

Proponho mais uma breve reflexão: Você absorve mais estresse do que libera, ou libera mais estresse do que absorve?

Está claro que isso é algo impossível de calcular, e você talvez não descubra a resposta, mas, se possível, tente estabelecer meios de saber como está se saindo nesse processo.

Nesse sentido, ainda que pareça meio idiota,* considere que a gestão do estresse pode ser pensada em termos de uma "equação de otimização de fluxo". Quando há muito estresse fluindo em nossa vida, o tambor começa a crepitar, até se reduzir a pedaços quando certa quantia de estresse represado transborda.

Quando o volume de estresse que penetra em nossa vida equivale ao que escapa (o estresse que aliviamos), nos sentimos contentes, energizados, aplicados. Por sua vez, uma quantidade insuficiente de estresse também é um problema. Pense no indivíduo situado na extremidade desmotivada do espectro da produtividade: quando o estresse que escapa é mais volumoso do que o que penetra, pode ser necessário

---

* Tarde demais para me preocupar com isso, suponho.

encontrar fontes *vantajosas* de estresse, inclusive desafios novos, para evitar a desmotivação. Lembre-se: o estresse benéfico, também chamado de *eu*stresse (antônimo de *di*stresse), tende a tornar a vida muito mais agradável e significativa a longo prazo.

Se você é mais parecido comigo e absorve mais estresse do que libera, deve encontrar meios de liberar o excesso.

Para mostrar como fazê-lo, permita-me contar sobre outro experimento em que me lancei, conhecido como jejum de dopamina. Caso você esteja com dificuldade de se livrar de certas fontes dopaminérgicas de estresse – se continua cedendo a elas por qualquer razão –, esta tática talvez seja de grande ajuda.

No processo, vamos nos reconectar com alguns ótimos mecanismos neuroquímicos que nos aproximarão da calma.

Jejum de dopamina

Durante a pesquisa para este projeto, mesmo com as minhas várias descobertas sobre temas como calma, ansiedade e esgotamento, continuava me sentindo um tanto ansioso e inquieto. Eu havia explorado diversas estratégias para alcançar a calma após o ataque de ansiedade diante do público, é verdade, porém essa ansiedade persistente tinha uma causa evidente: a dificuldade para controlar as fontes de estresse crônico mais superestimulantes. Superestímulos como Twitter, Instagram e sites de notícia tinham o efeito de me deixar cansado, cético e improdutivo; eram como açúcar: doces, mas com um retrogosto amargo.

Como já escrevi em livros anteriores, para não ser uma vítima fácil desses superestímulos durante o trabalho, precisava ligar um aplicativo bloqueador de distrações. No tempo livre, porém, eu não me segurava; por mais duro que seja admitir, às vezes passava noites inteiras preso nessas fontes de estímulo crônico.

Um dos lados tinha que ceder.

...

Como comentei, para escrever sobre a química cerebral humana, faz-se necessário lançar mão de certo grau de simplificação, e isso vale também para os neurotransmissores, entre eles a dopamina.

Ainda que possa provocar uma dependência aos superestímulos, a dopamina não é nociva por si. Ela fornece motivação, contribui para o raciocínio lógico e para o pensamento de longo prazo, além de atuar em muitos dos processos do organismo, sendo importante para o funcionamento saudável dos vasos sanguíneos, rins, pâncreas, sistema digestório e sistema imune. Se por um lado o abuso de dopamina nos torna ansiosos e improdutivos, por outro não podemos sobreviver sem ela.

Assim, muitas pessoas, percebendo-se incapazes de se livrar das garras da substância, se abrem para a ideia de realizar um jejum de dopamina (às vezes chamado de detox de dopamina): a abstenção, por um período predeterminado, de comportamentos estimulados pela dopamina, com o intuito de reequilibrar a mente. O termo "jejum de dopamina" é um tanto impróprio, já que não é possível eliminar os efeitos da dopamina, da mesma forma que não é possível eliminar os efeitos dos carboidratos.

O que é sim possível é evitar os rituais estimulantes que sempre terminam em doses fáceis e inúteis de dopamina, ou seja, as atividades cujo único propósito é gerar um pico de dopamina. Por meio de desintoxicações desse tipo – que passei a considerar mais como um jejum de *estímulos* do que propriamente de dopamina –, não só nos curamos de comportamentos impulsivos motivados pela substância como eliminamos os caminhos cerebrais que já não nos servem. (Daqui em diante, passarei a me referir ao experimento como jejum de estímulos.)

Em algum momento da minha jornada pela calma, decidi me afastar, pelo período de um mês, de tantos estímulos artificiais quanto era possível, tanto para tentar sossegar a mente quanto para limitar a quantidade de estresse crônico que vinha canalizando para a minha vida. O objetivo era diminuir meu estímulo máximo de uma maneira duradoura.

Para começar, listei os superestímulos que ainda existiam em minha vida, sem perder de vista as insistentes fontes de estresse crônico que continuavam atraindo minha atenção, às vezes contra a vontade. Depois, tracei um plano para eliminar ou reduzir a frequência dessas distrações; quase todas as que eliminei pertenciam à camada de ocupação.

Alguns estímulos eram relacionados a trabalho, outros eram pessoais; alguns eram digitais, outros, analógicos. Não fiz distinção entre eles: identificar o máximo possível de elementos estimulantes, dopaminérgicos, significou estabelecer as regras básicas a serem seguidas, e, a partir daí, fiz o meu melhor para antever obstáculos.

Do lado dos analógicos, cortei o álcool (que provoca uma substancial descarga de dopamina), parei de pedir delivery de comida (uma das minhas válvulas de escape ultraprocessado favoritas) e me policiei para não comer em excesso, principalmente em reação a situações estressantes.

Mas a maioria dos estímulos que passei a evitar era mesmo digital, como você deve ter imaginado. E o efeito de controlá-los foi estranhamente revigorante. Primeiro, eliminei os sites de notícias, entre os quais The New York Times, CNN, The Verge, The Globe e Mail. Para tanto, passei a usar um bloqueador de distrações chamado Freedom no computador e no celular, o qual me impedia de acessar os sites mesmo se eu tentasse fazê-lo, e deletei do celular os aplicativos que poderiam dificultar a minha resolução. Aproveitei e saí das redes sociais – Twitter, Instagram, YouTube e mesmo Reddit. Permiti a mim mesmo uma única exceção: vídeos de ioga/exercícios e dos meus dois canais favoritos sobre tecnologia no YouTube, que eu genuinamente gostava e não assistia por impulso.

Igualmente, moderei as mensagens instantâneas: limitei a três por dia a visualização de mensagens de texto ou similares. Para ter êxito, desativei a exibição de notificações nos aplicativos de mensagens – porém mantive a contagem de notificações no ícone de cada aplicativo, para saber com uma rápida olhada se havia mensagens por responder quando fosse o momento de conferi-las. (Isso, ademais, me ajudava a definir quando seriam esses momentos, pois eu esperava as mensagens se acumularem para abri-las.)

Limitei a três também a checagem de e-mail, o que se mostrou a ação mais desafiadora do experimento. Para ajudar, configurei uma mensagem automática para fazer saber às pessoas que elas talvez não recebessem uma resposta de imediato. Foi graças a esse recurso, somado aos limites impostos pelos bloqueadores de distrações do experimento, que consegui.

Paralelamente, controlei os estímulos digitais que acabavam tendo como efeito uma autolegitimação ou que inflavam o ego. Ao longo do mês, não cedi a dados vãos: não procurei saber quantos livros tinha vendido por semana, quantas pessoas haviam visitado minha página na internet, baixado meu podcast ou se inscrito em minha *newsletter*.

Conforme o experimento avançava, criei outros princípios que me ajudaram a ditar vida e trabalho:

- Se quisesse assistir à TV, a um filme ou a um vídeo em *streaming*, precisava marcar na agenda com 24 horas de antecedência, para não ceder ao impulso.
- Se quisesse enviar uma mensagem, fosse por e-mail ou de texto, escrevia-a em um arquivo no computador, que estava repleto de esboços de textos, e-mails e conversas para enviá-los na próxima vez que ficasse *on-line*. Assim, eu decidia por vontade própria me comprometer com os outros, já que eles não podiam me interromper intermitentemente durante o dia.
- Para fazer uma compra na internet, precisava ter claro o que queria antes de visitar o site, para não correr o risco de incorrer na versão on-line do "só estou dando uma olhadinha".

À medida que encolhia (ou eliminava) esses elementos da minha vida, me lancei em atividades para substituí-los por outros que proporcionassem uma liberação mais equilibrada de substâncias químicas. (Se o que você busca são atividades calmantes para substituir as fontes de distração, está com sorte, pois o próximo capítulo é cheio delas. Além de acalmar, elas ajudam a assimilar o estresse.) Dessa forma, evitei abrir um buraco em minha agenda no lugar dos antigos hábitos geradores de estresse.

Substâncias químicas do agora

Antes de eu contar como foi o experimento, vamos dizer olá novamente para alguns personagens que nos acompanharão em nossa busca pela calma – as substâncias químicas do "aqui e agora": oxitocina, serotonina e endorfinas. Enquanto você lê, cada uma dessas substâncias está circulando através de seu cérebro e corpo, ajudando-o a se manter vivo e a processar estas palavras. A quantidade de tais substâncias que seu cérebro e seu corpo liberam depende, assim como no caso da dopamina, de fatores genéticos e dos tipos de atividade que você realiza ao longo do dia. Após fazer uma limpeza em meus hábitos dopaminérgicos, fiz questão de me ocupar com atividades que propiciassem uma liberação equilibrada de substâncias calmas.

Se já leu algum livro popular de psicologia, provavelmente se deparou com o nome desses neurotransmissores. Para os propósitos aqui, suas nomenclaturas e métodos de funcionamento, por mais interessantes que sejam, não importam tanto quanto a forma como nos sentimos – em resumo, presentes, alegres e conectados.

Relembrando: a **serotonina** nos faz sentir importantes[1] e contentes (como quando atingimos uma meta de perda/ganho de peso ou quando conquistamos um objetivo após muita dedicação); as **endorfinas** nos fazem sentir eufóricos (como quando, durante uma atividade física, nos sentimos invencíveis); e a **oxitocina** nos faz sentir conectados ao outro (como durante uma massagem ou um momento de intimidade com o/a parceiro/a). As três substâncias, combinadas a outras como dopamina e cortisol (o principal hormônio do estresse presente em nosso organismo), determinam a todo momento a forma como nos sentimos.

Em geral, atividades que não são altamente dopaminérgicas estimulam a liberação de todas essas substâncias em diferentes quantidades. Por exemplo, massagem é uma maneira de estimular a liberação de **oxitocina** – aliás, qualquer atividade afetuosa em que haja toque vai liberá-la –, mas não só, já que outras substâncias químicas vêm de bônus: uma massagem, como já se demonstrou, aumenta os níveis de serotonina e de dopamina e reduz os de cortisol, provocando uma sensação de envolvimento e alegria e menos estresse. De modo semelhante, trabalho voluntário é um meio de elevar os níveis de serotonina, ao mesmo tempo que promove a liberação de oxitocina, na medida em que propicia uma conexão com o outro. E, claro, passar tempo com pessoas queridas também é uma excelente maneira de aumentar oxitocina.

Se a oxitocina é percebida em atividades que nos fazem sentir física e emocionalmente conectados ao outro, a **serotonina** ocorre naquelas que nos fazem sentir orgulhosos. Também sofremos um choque de serotonina quando nos sentimos indivíduos superiores. Na superfície, parece algo ruim – e pode ser. Existe uma parte de nosso cérebro que está sempre nos comparando às demais pessoas, a mesma parte que nos faz querer saber no que as pessoas trabalham. Relevando essa curiosidade por *status*, a serotonina provoca sensação de contentamento e conforto, e sua liberação pode ser estimulada com uma lista de realizações. Foi o que fiz durante o jejum, para me manter ciente dos frutos do meu empenho diário. Igualmente, experimentamos uma descarga dessa substância quando nos sentimos a última bolacha do pacote – quando somos lembrados dos fatos que nos orgulham em nós mesmos. Sendo assim, uma maneira certeira de liberar serotonina, como mencionei, é fazer trabalho voluntário, pois a percepção de estar fazendo a diferença nos enche de importância. A serotonina ainda protege contra os efeitos nocivos do cortisol.[2] Curiosamente, a maior parte da substância química do "bem-estar" (como a serotonina é chamada) em nosso organismo encontra-se no intestino (vamos explorar a relação entre alimentação e calma no próximo capítulo).

As **endorfinas** são liberadas quando sofremos dor física, rimos ou choramos. Um bom alongamento também é capaz de ativá-las. É verdade que durante o jejum não revi *Diário de uma paixão* nem reli *A mulher do viajante no tempo*, porém fiz questão de dedicar bastante tempo a atividades físicas e àqueles amigos que me fazem rir. Se for fazer um jejum de estímulos, não deixe de praticar muitos exercícios físicos: eles não só liberam endorfina como impulsionam a liberação de dopamina, o que pode ser benéfico para o seu humor caso você sofra uma queda de dopamina no início do jejum. Além disso, atividades físicas ativam o sistema endocanabinoide, produzindo uma sensação de calma e suavidade – um "barato" experimentado por muitos corredores. Outra forma de obter uma dose das substâncias químicas do aqui e agora é fazer amor; pesquisas já demonstraram que poucas coisas geram tanto envolvimento[3] quanto a troca de intimidade com um par romântico.

Outra razão para se importar com a dopamina é sua relação com a calma. Nesse aspecto, as fontes das quais a obtemos têm fundamental relevância. Uma vida que tenha na dopamina seu principal combustível é uma vida mais mesquinha. Durante o experimento, embora não tenha abandonado comportamentos estimulantes da dopamina, tentei obtê-la de fontes limpas: passava um tempo considerável planejando e fazendo trabalho criativo, duas atividades amparadas pelo sistema dopaminérgico cerebral – qualquer atividade difícil, que requeira empenho, causa a liberação de dopamina (apenas em quantidade menor do que as fontes mais convenientes). Normalmente, tais atividades já são presentes em nossa vida e não precisamos buscá-las em outros lugares. Livrar-se da dopamina de estimulação e substituí-la pela dopamina que advém do comprometimento é uma das mais proveitosas trocas que se pode fazer em favor da saúde mental.

Tenha sempre em mente o seguinte: **uma atividade, qualquer que seja, que o faça aproveitar o momento presente também vai proporcionar maior calma**. Como consequência, você se perceberá mais aplicado, mais produtivo e mais satisfeito.

> Se, mesmo depois de abrir espaço para esse tipo de atividade, você continuar se sentindo estranho, talvez seja o caso de buscar ajuda profissional para encontrar a calma. E tudo bem. Não faz parte do escopo deste livro oferecer aconselhamento médico, então, se continuar precisando de uma mão após tentar as ideias aqui sugeridas, consulte um psiquiatra. Além disso, não deixe de buscar apoio médico antes de iniciar um jejum de dopamina caso costume sofrer sintomas físicos ou psíquicos na desabituação de hábitos dopaminérgicos mais extremos (como uso de drogas).

Um punhado de aprendizados curiosos

Em resumo, o jejum de estímulos é uma espécie de atalho para reequilibrar ou mesmo reiniciar a mente.

Uma das primeiras descobertas que fiz logo após começar o experimento foi que gastava muito tempo na camada de ocupação – checando compulsivamente o celular, deslizando automaticamente o dedo pela tela, tamborilando distraidamente. Assim que parei com essas checagens, me vi com mais tempo para dedicar a atividades que me ajudavam a ter mais equilíbrio e então investi nas táticas que trago no próximo capítulo: passear ao ar livre, praticar exercícios físicos, preparar receitas gostosas e elaboradas (incluindo um bolo de nuvem espetacular que minha esposa comenta até hoje). Também passei a meditar mais[4] – uma das melhores maneiras de ativar o sistema do aqui e agora, de acordo com Daniel Lieberman, coautor de *The Molecule of More*, de quem falamos em capítulos anteriores. Dediquei-me a aprender, a ler mais livros e, no âmbito digital, a escutar audiolivros e podcasts, além de fazer alguns cursos *on-line*. Para criar laços com as pessoas, passei mais tempo fazendo trabalho voluntário, saindo com amigos e, óbvio, irritando minha esposa. Abri espaço para a criatividade também: fiz curso de improvisação, pintei, comecei a tocar piano. No trabalho, me vi com mais tempo para escrever, me aprofundar em pesquisas e realizar entrevistas para saber mais sobre calma. Dava cada vez menos importância para o que era efêmero e estimulante, e mais importância para o que era produtivo e relevante.

Mesmo para mim, que ganho dinheiro com gestão de tempo, foi surpreendente me ver com tanto tempo livre a mais. Ficamos repetindo que não temos tempo livre para nada, mas a verdade é que temos mais tempo do que imaginamos. Temos essa impressão porque nosso tempo de distração acontece *no intervalo entre* as experiências mais importantes do dia, mas, no fim das contas, ele perfaz uma quantia significativa.

Possuímos o tempo necessário para as atividades que nos acalmam, o que não possuímos, na realidade, é a paciência para nos adaptar a um nível de estimulação mais baixo.

No fundo, o jejum de estímulos é um meio para se obrigar a ser paciente, a alçar voos mais baixos num sentido. Comprovei em primeira mão que os efeitos do experimento podem se manifestar em uma velocidade surpreendente – em questão de dias. E, ao contrário do que pode parecer, ele pode ser prazeroso, ainda mais se você definir com antecedência as atividades com que vai substituir os hábitos mais estimulantes. Ainda assim, será um desafio, mas, como você estará comprometido em atividades que induzem calma, a dificuldade se tornará cada vez menos perceptível à medida que sua mente se tranquiliza.

(Particularmente, considero um mês um tempo razoável para levar a cabo esse tipo de jejum. Pode parecer muito, porém períodos mais longos se mostram mais vantajosos quando o objetivo é fazer mudanças permanentes. Escolha uma duração que faça sentido para você: se o seu dia não gira tanto em torno da dopamina, é possível que com uma duração mais curta você já consiga se resetar.)

Não foi só o tempo livre a mais; também me percebi mais focado em tarefas frutíferas – no âmbito profissional, meu tempo se tornou mais produtivo e, no pessoal, mais intencional, quase instantaneamente. Durante um intervalo de trabalho já no primeiro dia de jejum, em vez de me atualizar com as notícias, organizei as receitas que vinham se acumulando em minha mesa. Depois do expediente, já que não havia a opção de me perder nas notícias no iPad, eu era obrigado a encontrar alternativas melhores para ocupar a cabeça, como telefonar para um amigo ou escolher um dos itens em minha lista de coisas para saborear. A parte do meu cérebro que insistia em pensar o tempo em termos de renúncia agora tinha menos opções – e as opções que tinha eram produtivas e significativas. Mais uma pequena vitória.

No período de poucos dias, também senti minha disposição aumentar, o que aconteceu, creio, por dois motivos. Primeiro, porque investi em hábitos que proporcionavam um estado mental mais equilibrado; eu me sentia mais feliz e envolvido, e tinha à disposição mais energia para encarar o dia. Segundo, como não checava repetidamente o mesmo punhado de sites, já não vivia alimentando meu cérebro com estresse crônico. Também aqui o efeito foi quase instantâneo: no segundo dia, em vez de distraidamente ler os e-mails no celular logo após acordar pela manhã, aproveitei os minutos sobrando para ler dez ou quinze páginas de um livro que estava na mesa de cabeceira. Na hora de checar as mensagens que haviam chegado, não fiquei relendo várias vezes cada uma antes de responder: só me permitia três checagens e por isso respondi com calma às mensagens novas.

Passada uma semana do experimento, decidi voltar a averiguar uma vez por semana o desempenho do meu negócio, como o número de vendas e de solicitações de palestras. Considerei que isso me manteria fiel ao objetivo do experimento de reduzir o nível dos estímulos, sem que eu me alienasse completamente do mundo e abrisse mão de saber informações relevantes. Deu muito certo, e por uma razão inesperada: expandindo o foco para além das oscilações aleatórias das estatísticas diárias, consegui enxergar tendências mais amplas, mais abrangentes do produto.

É assim com qualquer métrica: se você passa a averiguar com menos frequência os seus próprios números, se coloca em posição de obter uma perspectiva mais abrangente. Afastar-se dos hábitos é ganhar uma visão panorâmica deles. Por exemplo, se conferir o saldo dos seus investimentos a cada mês, e não a cada hora, você será capaz de distinguir as linhas de tendência no desempenho da conta e assim vai se privar dos sustos com as flutuações diárias as quais fatalmente vão desaparecer com o tempo. Se você é gerente de vendas, receber um relatório semanal em vez de ficar compulsivamente atualizando o portal de vendas de sua equipe vai lhe permitir diferenciar as flutuações de curto prazo das tendências de longo prazo. Se gerencia as redes sociais de uma marca, em vez de querer saber sobre cada novo seguidor, afaste-se para perceber as tendências – pode ser que você esteja *perdendo* seguidores a longo prazo!

Ao se afastar, você adquire uma melhor perspectiva daquilo que realmente importa.

• • •

Curiosamente, outro fator que me permitiu ganhar perspectiva teve relação com a informação que eu consumia *on-line*. A internet é um espaço que gera polarização porque, como ilustra a maioria dos vídeos de nicho no YouTube, as redes sociais recompensam algoritmicamente as opiniões mais incisivas, já que estas são as mais singulares e, por isso, motivam maior engajamento e tempo gasto nas redes. Depois que diminuí meu acesso às notícias e redes sociais, percebi que passei a sentir menos estresse crônico, pois não me expunha mais com tanta frequência a informações ameaçadoras. Outra razão por que o mundo digital provoca estresse crônico é o fato de que ele alarga o que o indivíduo enxerga como sua *superfície de interesse*, isto é, o conjunto de acontecimentos que acompanha regularmente.

Antes do surgimento do rádio, da TV e da internet, para saber o que estava acontecendo para além dos limites da nossa vida pessoal (e a dos nossos entes queridos), éramos obrigados a assinar um jornal impresso. Assim, éramos acometidos com muito menos intensidade pelos eventos que não nos afetavam diretamente. Não significa de modo nenhum que não sofríamos estresse, porém a preocupação com aqueles fatores que estão fora de controle era sim menor.

Uma superfície de interesse maior não é inteiramente ruim – estar informados sobre eventos adversos nos mobiliza a agir melhor, e a capacidade de sentir empatia pelo outro é uma das mais belas características da condição humana. Por outro lado, é inquietante na medida em que tem relação com a ansiedade, especialmente no que diz respeito à forma como consumimos informações. Estas são esmagadoramente negativas, e pelo simples fato de que damos mais atenção a histórias negativas. Um estudo[5] concluiu que notícias negativas nos deixam emocionalmente mais atiçados, alertas e reativos, até mesmo *fisiologicamente* (no mesmo estudo, notícias positivas não tiveram qualquer efeito observável). Quando somos apresentados a histórias negativas, ficamos mais propensos a clicar, sintonizar, nos inscrever. Outro estudo,[6] o qual analisou as vendas da revista canadense *Maclean's* em bancas de jornais, observou que capas de teor negativo venderam 25% mais exemplares do que as mais otimistas; em outras palavras, os consumidores *preferem* as notícias negativas às positivas. O viés de negatividade toma conta de nós quando consumimos informação e, como resultado, sofremos mais estresse crônico. Ficamos obcecados por conteúdos que nos causam *mal*. É de grande valor ter consciência desse viés, principalmente durante um tempo estressante como o atual, em que considerável proporção da população corre o risco de adoecer pelo excesso de trabalho. Além disso, sendo o ceticismo um atributo intrínseco ao esgotamento, o consumo de informações dentro desse contexto pode distorcer ainda mais a perspectiva de mundo. Tenha em mente, então, o viés de negatividade de seu cérebro, e o fato de que você vivencia em média três acontecimentos positivos para cada evento negativo.

Em geral, não vale a pena se voltar para aqueles eventos que não têm ponto de contato com a sua vida, ou que não afetam as pessoas próximas ou as comunidades das quais você faz parte. A escolha deliberada por consumir menos informação digital contribui para reduzir a superfície de interesse, o que, por sua vez, reduz a exposição ao estresse crônico. Portanto, em muitos sentidos, o ato de se afastar lhe permite acalmar a mente sem que isso implique se desconectar das questões que mais afetam sua vida.

Outro benefício que percebi foi a *rapidez* com que reduzi meu pico de estímulo – e a resistência que meu cérebro impôs foi bem menor do que eu esperava. Entrar no experimento com um leque de atividades substitutas foi algo que reiniciou meu paladar para estímulos mentais. Pesquisas sugerem[7] que, com a exposição repetida, os superestímulos vão perdendo interesse e que, em decorrência dessa dessensibilização, adotamos cada vez mais fontes de estímulo e buscamos mais e mais estímulos inéditos. Por sorte, cessar temporariamente as fontes de distração mais estimulantes é uma maneira de fazer com que doses menores de prazer sejam capazes de proporcionar satisfação.

Se você corta o consumo de açúcar, por mais difícil que seja no início, após algumas semanas suas papilas gustativas se renovam, e um pêssego maduro passa a ser tão delicioso quanto uma tigela de Skittles. Com a estimulação, ocorre o mesmo: se você está com dificuldade para saborear as coisas miúdas, talvez seja o caso de se impor restrições.

Um dos motivos primordiais por que superestímulos incorrem em um estado de entorpecimento é o fato de que nosso sistema de recompensa se formou em um mundo de escassez, e não de abundância. Ao longo de sua evolução, o ser humano não teve acesso a um estoque infinito de dopamina tal como existe hoje. Tal abundância não é ruim por si, porém a *reação* cerebral a tantos estímulos diferentes é negativa. Quanto mais hábitos dopaminérgicos se adota com o tempo, menor passa a ser a quantidade de dopamina produzida como resposta pelo cérebro, numa lógica segundo a qual estímulos que são prazerosos num primeiro momento acabam por nos entorpecer. Ocorre com consumidores de redes sociais, notícias e mesmo alimentos altamente processados o mesmo que se dá com um viciado em pornografia, que precisa consumir cada vez mais conteúdos diferentes e novos para sentir a mesma excitação de antes.

Um item que seja escasso é compreendido pelo cérebro como valioso; já quando o item existe em abundância, o cérebro passa a contar com ele e se recalibra a fim de retornar a um nível basilar de felicidade, fenômeno chamado de *adaptação hedônica*.

A mesma ideia se aplica ao ato de saborear um objeto: se não o possuímos em demasia, vamos saboreá-lo *mais*. Imagine que está comendo um delicioso pãozinho de canela: seu deleite não será consistente a cada mordida; provavelmente vai ser bastante intenso na primeira, quando o gosto é surpreendentemente novo, e diminuir nas próximas, para então aumentar conforme se aproxima a bocada *final* – como você está prestes a terminar de comer, o cérebro entende que é melhor aproveitar. Tal dinâmica foi reproduzida em diversos estudos. Em um deles,[8] participantes que receberam menos pedaços de chocolate do que esperavam "comeram mais devagar, prestaram mais atenção à experiência e exibiram níveis mais altos de saciedade em comparação a [um grupo controle a quem foi dito que] seriam entregues quantias maiores de chocolate [do que o primeiro grupo] porém recebeu a mesma porção". Em outro estudo,[9] participantes que haviam se abstido de chocolate por uma semana saborearam ainda mais um pedaço adicional. Os estudos mostram o funcionamento do efeito de escassez. Pode estar aí o motivo por que o sábio Warren Buffett,[10] lendário investidor cuja fortuna ultrapassa os cem bilhões de dólares no momento da escrita deste livro, junta cupons de desconto e mora na mesma casa que comprou em 1958 por US$ 31,5 mil (mais ou menos US$ 250 mil na cotação atual). Buffett deve ter alcançado essa compreensão, pois, como ele próprio já afirmou: "Eu me mudaria se achasse que seria mais feliz em outra casa".

Nós nos acostumamos àquilo que nos causa deleite, e abundância não é garantia de satisfação, especialmente no que diz respeito a estímulos dopaminérgicos.

Pouco tempo depois de iniciar o experimento, para minha surpresa, me vi entusiasmado para ler os jornais impressos pela manhã, que eram minha única fonte de notícias. Às vezes, tendo escutado no dia anterior alguém do meu convívio comentar sobre um caso, eu pulava da cama direto para a porta de entrada para pegar o jornal e me atualizar. Assim como esperar sentir um pouco de fome antes de cada refeição é um bom método para perder peso, criar certa expectativa é um caminho para aumentar a capacidade de saborear. O fato de que as notícias apanhadas no alpendre a cada manhã estavam atrasadas em algumas horas na verdade me proporcionava um espaço de tempo que, por sua vez, me permitia ser menos reativo e mais capaz de discernir os assuntos mais importantes.

Conforme o mês avançava, com pouco tempo a dedicar a estímulos de recompensa imediata, o experimento passou a ser sobre interioridade tanto quanto sobre dopamina. Aproveitei o tempo no mundo digital para revisitar velhos webcomics que não lia fazia anos, e gargalhei com eles como antigamente. Mais tarde, na metade do experimento, minha esposa tinha saído com uns amigos e, quando dei por mim, me achava deitado no sofá, entediado – uma sensação que não sentia havia muito. Nessa ocasião, abri o aplicativo de fotos no iPad e comecei a passar pelas memórias dos últimos anos, dos tempos em que estava aprendendo a viver sozinho depois de ter me mudado da casa dos meus pais – minha esposa ainda não tinha entrado em cena, e eu vivia num apartamento pequeno e mal e porcamente decorado, na parte italiana da cidade. As fotos me deixaram nostálgico, saudoso; eu nunca havia saboreado o passado daquela maneira. Também criaram espaço para uma reflexão: reconheci o quanto me sentia perdido e como o meu eu do passado olhava para o mundo desejosa e meditativamente. Observar a própria vida pelo retrovisor, já sabendo como a narrativa se desdobrou, permite enxergar os fatos com mais franqueza.

Foi aí que um pensamento me ocorreu: a saudade do passado que me acometeu nesse episódio de nostalgia não era saudade da vida que eu tinha vivido, mas sim de me *conectar* com a vida como antes. Não desejava morar num apartamento de solteiro sofrivelmente decorado: desejava, sim, a calma, desejava uma vida menos complicada do que ela era na extremidade angustiada do espectro da calma. Esquadrinhando as fotos antigas, decidi telefonar para alguns amigos que apareciam nelas, e todos, sem exceção, adoraram ouvir a minha voz. Foi ótimo interagir com eles pelo telefone, em vez de um aplicativo qualquer feito para estimular trocas de doses de dopamina. Além disso, assim que minha esposa voltou para casa, dei nela um abraço gigantesco, grato por tê-la em minha vida (e por suas habilidades como decoradora).

Parece haver uma parte de nós que, por pura falta de uma melhor perspectiva, sempre sente saudade do passado e vê o presente como mais complicado do que ele de fato é. Faz sentido: é muito mais difícil adquirir uma perspectiva panorâmica do presente. O sentimento de nostalgia é bem-vindo, e para mim foi um presente me conectar com ele durante o experimento.

Eu nunca teria me reconectado com essas memórias, vivenciado esses acasos felizes ou refletido nesses termos sobre o passado se houvesse aberto o Twitter. Isso sem falar na apreciação do futuro: com tempo e atenção de sobra entre os momentos importantes, meus pensamentos tendiam a vagar para os eventos próximos que eu mais almejava, e o resultado foi que os aproveitei mais também.

Sendo sincero, o experimento foi tão positivo que me surpreendi. A ideia de um "jejum de estímulos" parece ludibriante, porém a técnica é capaz de produzir resultados profundos. Com o passar do mês, a camada de ocupação em minha vida foi reduzida progressivamente. Comecei a ver com clareza que o jejum de estímulos vinha me proporcionando os ingredientes mencionados: tempo, paciência, produtividade, propósito, perspectiva, calma e interioridade. Além disso, pela própria maneira como estava processando os acontecimentos mais imediatos, passei a guardar mais memórias úteis.

Não era uma simples questão de ser capaz de processar o que acontecia; ao acalmar a mente e me conectar com a calma, alcancei a paciência para lidar com aquilo que se revelava aos meus olhos.

Que benção que foi isso, cara.

Veja bem, nem tudo foram flores no experimento: durante as duas primeiras semanas, velhas compulsões teimaram em ressurgir, e assim vai ser com você caso decida fazer um experimento semelhante (faça!). Num primeiro momento, você pode chegar à conclusão de que sua mente é incansável na busca por distrações. Também pode começar a notar os deflagradores que o incitam a pegar o celular: situações estressantes, momentos embaraçosos, tédio. Tente perceber tantos quanto puder, e tenha em mente que o desassossego é parte do processo – o que você percebe como inquietude é, na verdade, a sua mente se acalmando.

Talvez você se depare com obstáculos no percurso, o que é perfeitamente esperado – apenas faça os ajustes necessários e siga em frente. Após perceber que eu imediatamente conferia as notificações de mensagem cada vez que desbloqueava a tela do celular, passei a deixá-lo em outro cômodo. Já na fase final do meu primeiro jejum de estímulos, minha esposa e eu compramos uma casa e ficamos loucos fiscalizando tudo e coordenando inspetores, corretores e advogados até o fechamento do negócio. (Nesse caso, o que me ajudou a compartimentalizar a comunicação foi fixar, proposital e deliberadamente, um timer para entrar no modo "atendente de suporte ao cliente"; assim, eu conseguia me desconectar e reorientar o foco no restante do tempo, isto é, fora desses instantes de correria.) Por fim, havia os impulsos – como pedir delivery de comida, conferir resultados, sair para tomar um drinque com minha esposa após um dia excepcionalmente extenuante –, os quais, porém, se provaram aborrecimentos superáveis. Foi de imensa ajuda ter alternativas nas quais centrar minha atenção. Informo, com satisfação, que sucumbi à tentação apenas uma vez no mês, para saber como iam as vendas de um livro depois que saíram algumas matérias sobre ele.

Considerando o tanto que foi frutífero, não tenho medo de afirmar que o experimento foi um sucesso.

Como conduzir um jejum de estímulos

Como você provavelmente já compreendeu, os passos que estruturam um jejum de estímulos são simples e diretos; a dificuldade está em realizá-los. Após o primeiro jejum, fiz alguns outros, sempre em reação a superestímulos que ardilosamente ressurgiam em minha vida. Pode ser que esse ritmo seja o seu também. Uma vez que distrações problemáticas tiram proveito da conexão neurológica tal como ela é constituída, temos o ímpeto de nos voltar para as distrações que tornam a crescer. A chave aqui, como sempre, é ter consciência: mantenha-se alerta a distrações estimulantes que queiram se reincorporar à sua vida e, quando isso acontecer, tire um mês, ou algumas semanas, se for todo o tempo de que dispõe, para se afastar delas novamente.

Eis as etapas que eu recomendaria para você conduzir o seu próprio jejum de estímulos.

- **Identifique as distrações e atividades dopaminérgicas a serem eliminadas.** Observe a sua vida analógica assim como a digital para ter uma noção dos seus principais gargalos de tempo e de atenção, isto é, as fontes de distração que mais o consomem. Liste as que você pretende cortar ou reduzir ao mesmo tempo que lida com os hábitos dopaminérgicos incluídos em seu inventário de estresse. Cuide para calibrar o experimento de acordo com seu modo de vida, e adote uma postura realista em relação às distrações que podem ser prevenidas. Se encontrar dificuldade para resistir aos encantos da distração dopaminérgica em seu dia a dia, estabeleça limites concretos para o jejum; para tanto, baixe um bloqueador de distrações no computador; delete aplicativos do celular (ou altere a senha para uma tão comprida e fácil de esquecer que o force a redefini-la para fazer o login); ou peça a seu companheiro ou companheira para fiscalizá-lo durante o experimento (ou, melhor ainda, para fazer o jejum com você).
- **Identifique e adote atividades mais balanceadas.** Fundamental, esta etapa possibilita substituir as fontes de estresse crônico mais amplas por fontes de estresse agudo de curta duração. A fim de estabelecer uma conexão com as substâncias químicas relacionadas à calma, identifique atividades que promovam um sentido de presença por meio do vínculo, da realização e do desafio. Normalmente, essas atividades se encontram no mundo analógico, como vou mostrar no próximo capítulo. Anote as atividades divertidas que estimulem a sua atenção, especialmente aquelas a que você não tem se dedicado por "falta de tempo". Ler e fazer exercícios físicos faz parte da lista da maioria das pessoas, e a sua ainda pode incluir telefonar para amigos, praticar um esporte, pintar, reaprender um instrumento, cuidar das plantas. Recorra à lista sempre que estiver em busca de algo para fazer. Quanto mais atividades substitutas você tiver à mão, mais fácil será o experimento.

- **Defina uma duração, complete o experimento e se atente para o que mudou.** As estratégias de bem-estar mais benéficas estabelecem um ciclo virtuoso: você percebe que elas funcionam e portanto tende a se apegar a elas. Com o experimento, não é diferente. Após definir o período de tempo pelo qual o fará – eu recomendo ao menos duas semanas, pois o cérebro leva mais ou menos oito dias para começar a se adequar a um nível novo, mais baixo, de estimulação –, perceba as mudanças. Você se sente mais calmo? Sua concentração está mais intensa, você tem produzido mais no trabalho? Está mais atento e aplicado em sua vida pessoal? Está começando a se sentir menos esgotado, estressado e ansioso? Reserve um tempo para refletir sobre as mudanças que ocorrerão e sobre os efeitos do experimento.

Reconexão

Meu primeiro jejum de dopamina se deu já no final de minha jornada em busca da calma e, por ironia do destino, terminou no meio de março de 2020, ou seja, junto com o início da histórica pandemia de Covid-19. Obviamente, isso fez com que meu retorno às fontes de distração fosse mais carregado de distração e ansiedade do que seria normalmente. Não deixei de acompanhar o que estava acontecendo pelo jornal impresso, mas passei a ler as atualizações *on-line*, e elas me provocavam uma sensação… diferente. As notícias eram as mesmas, porém enunciadas de uma forma mais extrema e preocupante. O jornal impresso me propiciava perspectiva; na internet, eu só encontrava pânico.

As vozes mais estridentes alcançavam o topo dos meus *feeds*, e eu quase imediatamente sentia que não estava me preocupando o tanto que deveria – ainda que, na maior parte, não tivesse havido nenhuma mudança material na minha vida ou na de amigos e familiares logo após o primeiro *lockdown*. As preocupações e angústias das pessoas que eu encontrava na internet passaram a ser as minhas. Em vez de me ater à visão calma, analítica, do jornal impresso uma vez por dia, eu lia sobre o vírus, os mercados de ações e a agitação política em sites e postagens que se atualizavam no intervalo de *minutos*. Fui atingido pelo ciclone, pela rinha de preocupações, ansiedades e distrações tão característica da atividade jornalística na internet.

Nesse ponto, senti um ímpeto que nunca havia sentido antes: o de me afastar. O de me desconectar. O de não mais dar permissão às redes sociais para que me manipulassem, me distraíssem e monetizassem em cima de mim. Assim, espontaneamente, escrevi alguns fragmentos de palavras no bloco de notas que fica em minha escrivaninha e que uso durante o dia:

O Twitter esgota a minha alma
As notícias murcham o meu coração
Ambos instigam um instinto de reação
Causam esgotamento
Preciso evitá-los a todo custo.
São verdadeiros campos minados para mim.

Após o meu primeiro jejum de estímulos, o estresse outrora viciante se tornou vazio, um tanto sem sentido. À época, me bastava o estresse que advinha das preocupações com a minha família, o meu negócio, a minha cidade; não havia necessidade de somar a ele as angústias de um mundo superansioso, e tive o privilégio de poder me desconectar. Não é meu intuito com isso desmerecer o sofrimento genuíno que acometeu incontáveis pessoas durante a pandemia – cada um de nós tem uma história desse período, e algumas são incomparavelmente doídas. A moral da história aqui é simples: vale a pena tomar consciência da dieta de informação que praticamos em tempos especialmente angustiantes e estressantes, pois assim conseguimos manter a calma, resguardar a mente e nos agarrar aos recursos mentais indispensáveis para lidar com os acontecimentos conforme eles se desdobram ao nosso redor.

Não raro, os aprendizados mais importantes são justamente aqueles pelos quais precisamos passar algumas vezes até fixá-los. No processo de introduzir e eliminar distrações do meu dia a dia, reaprendi uma dessas lições fundamentais: distração gera distração. Isso porque dopamina gera dopamina – quanto mais estímulos damos ao cérebro, mais estímulos necessitamos para permanecer no pico. Por essa razão, começar a manhã com um toque de calma – um livro, uma xícara de café sem pressa, um abraço da família – aumenta as chances de atrair calma pelo resto do dia.

Não há motivo para alçar voos tão altos nos níveis de estímulo. Muito menos para permitir que as notícias murchem o seu coração.

Peixe fora d'água

Se serrar uma árvore e observar o caule, você vai perceber uma série de anéis concêntricos, cada um resultante de um período de crescimento. Tais anéis contam uma história: a idade da árvore (basta contá-los), o quanto ela cresceu a cada ano (anéis mais largos indicam temporadas de maior desenvolvimento) e até mesmo o quanto sua vida foi apinhada (anéis mais finos em um de seus lados indicam os anos em que foi comprimida por outras árvores).

Nossa mente é parecida: pela observação da estrutura do cérebro, é possível conhecer nossas origens e compreender melhor a história de nossa evolução. Descobrimos, por exemplo, que somos recompensados pelo comportamento social[11] – grande parte da estrutura cerebral é devotada ao vínculo com o outro. Verificamos que as camadas mais externas do cérebro – como o neocórtex, responsável pelo raciocínio lógico, pela percepção espacial e pela linguagem – se desenvolveram depois das partes mais antigas, mais instintivas, que residem no núcleo, como o impulsivo sistema límbico. É a parte que geralmente vence quando os sistemas competem entre si por diferentes objetivos – como perder peso ou saborear uma sobremesa deliciosa.

Muito embora suas camadas externas sejam sofisticadas, em seu núcleo o cérebro ainda é bastante primitivo. As evidências mais confiáveis[12] sugerem que ele adquiriu seu estado atual cerca de 200 mil anos atrás. Pode parecer muito tempo – e, em relação à constituição do mundo moderno, é mesmo –, porém, na trajetória temporal da evolução cerebral, não passa de um pontinho.

O cérebro humano alcançou o estado atual muito antes do surgimento do mundo moderno. Num sentido, é uma relíquia – ao passo que a velocidade dos computadores praticamente dobra a cada dois anos, o cérebro permanece inalterado desde que começamos a caçar, a coletar e a manufaturar ferramentas. Caçávamos insetos, répteis e aves, coletávamos bagas, nozes e verduras. Com a pedra, fabricávamos faca e acendíamos fogueiras, e juntávamos galhos para nos abrigar das intempéries.

Hoje, somos forçados a lançar mão desse mesmo cérebro primitivo para viver em um mundo que lhe é irreconhecível. Somos como um peixe fora d'água, dando nosso melhor para sobreviver. Não vou me aprofundar nos motivos que fazem de nosso cérebro primitivo inadequado ao mundo moderno, pois já existem muitos livros sobre o assunto, incluindo um ou dois de minha autoria. Ainda assim, vale comentar o fato de que o cérebro que você está usando para ler estas palavras foi formado durante períodos em que o estresse sofrido pelo ser humano era basicamente físico. Éramos caçados por predadores, fugíamos de inimigos e tínhamos muito mais medo de tigres-dentes--de-sabre do que de uma imaginária "correspondência eletrônica" sempre prestes a chegar na retangular e luminosa tela em nosso bolso.

São dois os principais desafios que nossos cérebros primitivos precisam enfrentar para navegar o mundo moderno: 1) lidar com uma quantidade inédita de estresse e 2) possuir poucas válvulas de escape para esse estresse.

Atualmente, o estresse é predominantemente mental, isto é, não existe no mundo físico. E o acumulamos dentro de nós na medida em que não lhe damos vazão. O movimento costumava[13] ser uma válvula de escape do estresse – caminhávamos em média 20 quilômetros por dia. A interação social era outra – passávamos praticamente o tempo inteiro cercados de outras pessoas. Também costumávamos alimentar nosso corpo com comida de qualidade, comida de verdade – do tipo que nasce na terra, nas árvores, nos arbustos. Nos dias atuais, nos movimentamos muito aquém de nossa capacidade física, interagimos menos socialmente e nos alimentamos de forma menos saudável do que nunca.

Em alguns aspectos, isso pode ser aceitável – ainda vivemos por muitos anos graças às benesses do mundo moderno, como os serviços de saúde, os rápidos modais de transporte e os sites que simulam uma interação social. Infelizmente, porém, como você já deve ter notado, os fluxos de estresse que penetram no interior da vida superam em muito os que desembocam dela. É cada vez mais e-mail e menos diversão; mais redes sociais e menos *hobbies*; mais "amigos" e menos vínculos profundos. Passamos mais tempo assistindo ao noticiário do que nos movimentando em meio à natureza; mais tempo sentados e menos olhando nos olhos de amigos, familiares, conhecidos.

Enquanto mais estresse entra, menos estresse sai.

Por sorte, somos capazes de nos antenar ao funcionamento do cérebro e corpo a fim de aliviar o estresse e alcançar a calma. Algumas das principais maneiras para fazê-lo passam por encontrar pessoas, por se movimentar, por meditar e por se nutrir de bons alimentos; essas áreas da vida promovem o equilíbrio da mente e, assim, a calma.

Curiosamente, essas não são apenas atividades agradáveis para substituir seus hábitos de dopamina. Todas elas também existem no mesmo lugar: o mundo analógico.

Capítulo 7

Prefira o analógico

Diariamente, dividimos nosso tempo e nossa atenção entre dois mundos: o analógico e o digital.

É conveniente fazer a distinção entre esses dois ambientes, uma vez que ambos exercem influência em incontáveis aspectos da vida. Alcançar a calma no mundo analógico, físico, é bem mais simples; já o mundo digital, por ser um mundo simulado e altamente dopaminérgico, pode abalar o equilíbrio de neurotransmissores no cérebro. Atividades realizadas no mundo analógico, por sua vez, promovem a liberação de uma mistura mais equilibrada de substâncias neuroquímicas; elas nos ancoram no momento presente ao mesmo tempo que nos conduzem a uma maior calma. O mundo analógico é, ademais, o meio em função do qual nosso cérebro, este cérebro antigo com seus 200 mil anos, foi formado – passar tempo nesse mundo nos faz bem. Há exceções, claro, motivo pelo qual devemos nos valer daqueles aspectos de cada um dos dois mundos que promovem calma, propósito e produtividade e abrir mão do resto.

Muitos de nós, hoje, passamos mais tempo no ambiente digital do que no analógico. Ao fim de 2019, o estadunidense médio havia gastado dez horas por dia[1] cuidando de sua vida digital. Esse dado se refere ao período pré-pandemia, antes, portanto, que os *lockdowns*, as quarentenas e os alertas para permanecer em casa intensificassem nossa relação com o mundo digital. Dados mais recentes[2] relativos à pandemia mostram que o tempo de tela atingiu incríveis *13 horas por dia* – mas atente que ainda é cedo para dizer se o aumento é temporário ou um indício de um futuro crescentemente digital. Repare que esses números computam exclusivamente as horas gastas *olhando* para a tela; eles não contabilizam o tempo que passamos conectados de outras formas, como escutando um podcast ou um audiolivro.

Tais estatísticas deveriam acender um alerta em alguém cujo cérebro, por sua própria constituição, não é feito para prosperar no mundo digital. Mais do que isso, deveriam causar frustração. O mundo analógico é aquele em que nós vivemos historicamente; em que sociabilizamos com o outro, fabricamos instrumentos com as próprias mãos, gozamos das maravilhas da natureza e, vez ou outra, em que sossegamos para recarregar as energias. A calma existe no mundo analógico. No entanto, a partir do momento em que o mundo digital, moldado segundo nossos desejos instintivos, se faz tão cativante, tão atrativo, acabamos por preferi-lo.

Ante a dúvida, somos atraídos para a coisa mais estimulante.

Ambos os mundos têm benefícios e desvantagens próprios e às vezes surpreendentes. Se está cada vez mais evidente que o mundo digital não é a maravilha que nos foi prometida, a verdade é que o mundo analógico não é tampouco.

Vamos esquadrinhar os dois mundos para saber como um e outro podem somar em nossa jornada em busca da calma.

Os encantos digitais

Fui implacável com o mundo digital até aqui, mas por uma boa razão. Não apenas ele é a morada dos superestímulos como pode nos induzir a construir o dia a dia em torno da busca pelo sempre mais: mais obrigação, mais informação, mais preocupação, mais acumulação de "moedas de troca". Além disso, pode reforçar nossa mentalidade de realização, na medida em que passamos boa parte do tempo digital lidando com caixas de entrada dos mais variados tamanhos, permanentemente aflitos para esvaziá-las e assim alcançar o estado de *concluído*.

Por outro lado, seria idiotice renegar a utilidade do mundo digital. Ele possibilita oportunidades inéditas de conexão social. Uma quantidade cada vez maior de pessoas trabalha unicamente no mundo digital, em trabalhos digitais. Se o trabalho que você realiza é cognitivo, é provável que tenha percebido um aumento na proporção de tarefas diárias que executa digitalmente, isto é, é no mundo digital que as suas contribuições são feitas e expostas. Também fora do expediente, nos mantemos conectados a esse mundo. O mundo digital é impressionante, na verdadeira acepção da palavra. Ontem mesmo eu dedilhei uma tela de vidro um par de vezes e, 20 minutos depois, um burrito fresquinho surgiu na porta de casa. Vai explicar *isso* para o seu ancestral de 200 mil anos.

É possível escrever um livro inteiro sobre como a tecnologia se aproveita da psicologia humana e é igualmente possível escrever um sobre as maravilhas do mundo digital. Este pode nos motivar a ser mais ativos fisicamente – a mesma psicologia por trás da dependência provocada pelas redes sociais pode ser usada para nos convencer a assinar um programa de ginástica. A internet – indissociável da vida digital – nos conecta com entes queridos em qualquer lugar do mundo: podemos até vê-los, ao vivo, uma tecnologia que seria impensável não muito tempo atrás. Os dispositivos digitais ainda nos dão acesso a entretenimentos infindáveis: memes, vídeos de gatinhos, receitas, mapas, além dos livros, audiolivros, programas de TV ou filmes que quisermos, em questão de segundos. E, onde quer que haja um *smart speaker* por perto, podemos obter a resposta para as perguntas mais aleatórias feitas em voz alta. A informática se tornou onipresente; já não precisamos reter a informação de que 1 quilo equivale a 2,2 libras. Também há várias fotos de tartarugas comendo morangos, pode procurar, você não vai se arrepender.

A despeito da estimulação desnecessária que o mundo digital promove, ele é uma maravilha.

E a ambiguidade de sua utilidade levanta uma questão: Se alguns elementos do mundo digital provocam ansiedade e outros são de grande ajuda, como identificar as partes dele que vale a pena preservar em detrimento do resto?

Eis uma regra básica que você deveria gravar: **o mundo digital somente tem valor na medida em que auxilia na execução de algo**. Lembre-se: na melhor das hipóteses, produtividade tem a ver com finalidade. Aquelas 13 horas de tela não são ruins por si, mas representam um estorvo se nos fazem perder de vista as finalidades.

A internet, por ser tão dopaminérgica, nos faz perder rapidamente o controle sobre elas. Abrimos uma rede social para postar algo e no instante seguinte incorremos num piloto-automático mental conforme navegamos pelas atualizações dos conhecidos, ordenadas das mais recentes para as mais antigas. Com as notícias, acontece algo parecido: basta passar o olho por seus sites jornalísticos favoritos para ser tragado pelas matérias mais quentes, ainda mais inéditas e estimulantes do que o assunto que o levou ali inicialmente. Entre no YouTube à procura de um tutorial para trocar o termostato da sala, e você será sugado por um vídeo completamente diferente e original exibido em sua página principal personalizada; meia hora depois, já nem lembrará por que entrou no YouTube, isto é, até baixar o celular e se deparar com os fios pendendo da parede.

Não é sempre que isso ocorre, porém ocorre o bastante para nos sentirmos culpados pelo uso que fazemos do tempo on-line sempre que nos damos conta da presa fácil que fomos para essas armadilhas.

Os serviços digitais que mais contribuem são aqueles que fazem o oposto de sequestrar uma intenção, ou seja, são aqueles que auxiliam na realização da finalidade pretendida. O aplicativo da Uber não contém (pelo menos enquanto escrevo este livro) uma infinidade de distrações que afastem o usuário do propósito principal de pedir um carro. Isso vale para diversos outros: aplicativos de meditação guiada, de encontro virtual, de ginástica. Tais serviços geralmente são menos dopaminérgicos.

Naquilo que possui de melhor, o mundo digital serve como um valioso complemento ao ambiente analógico. Isso é especialmente verdadeiro quando um serviço digital:

- **poupa tempo** (por exemplo, para marcar uma viagem, para obter direções, para mandar uma mensagem a alguém que vamos encontrar em breve);
- **acresce recursos à vida analógica** (por exemplo, chamar um Uber ou medir a atividade física com um *fitness tracker*[*] para competir com os amigos); ou
- **nos conecta com outros** (por exemplo, aplicativos de namoro e sites de encontro).

Tais atributos presentes nesse mundo tornam a vida mais enxuta e eficiente e, assim, abrem mais espaço para a calma. Eles também nos incitam a aproveitar o tempo de maneira mais intencional.

Como separar a vida digital da analógica

É possível dividir as atividades diárias em uma espécie de diagrama de Venn composto por três grupos:

- **Atividades estritamente digitais.** Só é possível realizá-las no mundo digital, como é o caso de: acompanhar as redes sociais, jogar videogame ou ver se chegou um e-mail novo.

---

[*] Nota da Editora: aplicativos, relógios inteligentes ou pulseiras de rastreamento de exercícios são exemplos desses dispositivos.

- **Atividades estritamente analógicas.** Só é possível realizá-las de maneira analógica, a exemplo de tomar banho, dormir ou beber café.
- **Atividades possíveis em ambos os mundos.** Os exemplos aqui são abundantes: ler, gerir o dinheiro, jogar, tomar aulas de caligrafia, obter um bilhete de embarque, colorir, consultar um mapa, escrever no diário, usar um cronômetro, conversar com amigos.

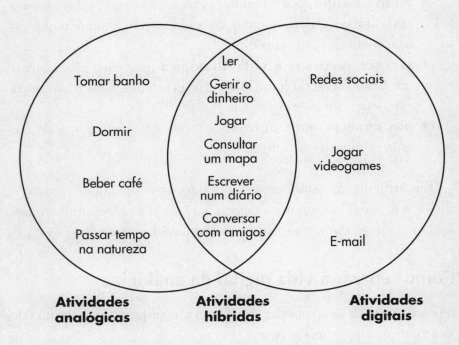

O pulo do gato aqui é o seguinte: **se o objetivo é realizar uma atividade com eficiência, ela deve ser feita digitalmente; já se a ação for atribuída de significado, de expressividade, deve ser feita do modo analógico.** Dessa forma, podemos usar a internet no que ela tem de bom – poupar tempo, acrescer recursos à vida, nos conectar com os outros – sem o risco de cair nas irritantes tocas de coelho digitais.

Se seguiu as atividades propostas no livro até agora, você provavelmente já alcançou um melhor equilíbrio na execução das tarefas. Após controlar os superestímulos problemáticos – ou seja, após eliminar as fontes de estresse crônico e se afastar das demais –, as atividades digitais que restaram devem ser as que mais contribuem para as suas finalidades. Talvez você também tenha se reconectado com certas atividades analógicas se se dedicou a alguns itens da lista de coisas para saborear ou se usou atividades analógicas como substitutas durante o jejum de estímulos. Além disso, com uma mente mais calma, sua necessidade pelos superestímulos da internet certamente vai ser menor.

É possível avançar ainda mais nesse conselho e favorecer deliberadamente o método analógico, especialmente com relação a atividades que transpõem a fronteira entre digital e analógico.

Substitutos analógicos

Suas lembranças mais nostálgicas provavelmente pertencem ao mundo analógico: viagens em família, conversas profundas, férias nos destinos mais remotos. Já os momentos digitais – os que você lembra, ao menos – devem compor não mais do que um pano de fundo. Não significa que todo o tempo passado deslizando pelo Instagram, jogando videogame ou assistindo à TV tenha sido um desperdício; é só que, em geral, o mundo digital é mais um escoadouro de horas do que um reservatório de lembranças.

Há exceções, claro. Nem todas as atividades digitais são desprovidas de expressividade. Talvez você seja um cinéfilo que lembre de absolutamente cada cena de absolutamente cada filme que já viu, ou então um programador que crie softwares que permitem a cirurgiões atenderem uma quantidade maior de pacientes por dia. Pode ser até que tenha conhecido o amor da sua vida pela internet. Pessoalmente, lembro com carinho dos livros que escrevi no computador, dos e-mails que mudaram a minha vida e, obviamente, da vez que a Taylor Swift curtiu um tweet meu; no entanto, para mim, e muito possivelmente para você, momentos assim são a "exceção que comprova a regra".

O mundo analógico, além de nos deixar mais calmos e equilibrados, traz outro benefício que pode tornar mais memoráveis certos instantes: ele desacelera a *percepção* do tempo, o que nos permite processar mais profundamente os acontecimentos e, com isso, lembrar com mais clareza deles. Quando saboreamos o passado e puxamos as lembranças, colocamos um véu sobre a rotina: no tempo psicológico, quanto mais novidade há na vida, mais devagar transcorre o tempo. Para o cérebro, eventos inéditos são marcadores temporais, placas que podemos consultar em retrospectiva para saber quanto caminho percorremos até aqui. Em outras palavras, a novidade é mais do que uma força gravitacional que nos atrai para o instante presente: é algo que nos atrai também em nossas reminiscências, assim como, claro, um indicativo de que determinada lembrança vale a pena ser revivida.

Por mais que as companhias de internet ofereçam serviços que cativam a predisposição do cérebro para a novidade, esta normalmente assume a forma de uma distração fugaz, o equivalente digital de uma corda na qual nos agarramos enquanto balançamos até a distração seguinte. Além do que, novidade é algo relativo. Na internet, como basicamente tudo é novidade, nada realmente o é. É como andar numa Times Square digital: os estímulos são tão acachapantes que não os processamos plenamente.

Por sua vez, o mundo analógico é lento, no sentido de que é bom e significativo. É lento a ponto de permitir processar, saborear, lembrar. Dado que passamos uma porção ridiculamente grande do dia na frente das telas, a decisão de nos afastar do mundo digital e tomar parte no analógico pode ser considerada um caminho infalível rumo à calma.

Um dos experimentos favoritos em minha busca pela calma foi devotar mais tempo para saborear instantes lentos, tranquilos, analógicos. Quanto mais atividades digitais eu substituía por analógicas (nos casos em que havia alternativas), mais profunda era a minha capacidade de apreciar os dias. Na hora de trabalhar, eu igualmente me percebia mais capaz de desacelerar para evitar qualquer distração e calmamente me concentrar na tarefa da vez.

Também percebi que a preferência por alternativas digitais me induziu a extrair mais conteúdo das vivências. Por mais que o iPad me permitisse ler com eficácia artigos científicos e livros, descobri um foco bem mais intenso imprimindo artigos para estudá-los com uma caneta na mão, ou abrindo livros impressos para rabiscar notas nas margens. Parei de dedilhar o aplicativo da *The Economist* e assinei a edição física e, como no caso do jornal, notei que essa forma mais lenta e tranquila de tomar conhecimento dos acontecimentos do mundo aguçava a minha memória. (Estudos científicos sugerem que, quanto menor é a frequência em que saturamos a atenção, maior é a capacidade de reter informações.[3])

O que eu perdi em velocidade, mais do que compensei em concentração e calma. E, sem distrações à vista para me seduzir, o efeito foi que fiz um uso muito mais eficiente do tempo.

Outro excelente atributo do mundo analógico é o espaço mental que ele propicia para que nos voltemos a nós mesmos e processemos os pensamentos de maneira mais meticulosa. No âmbito digital, quase nunca damos um passo atrás para refletir, para examinar cuidadosamente os pensamentos ou para revirar a mente em busca de soluções criativas para os problemas, pois sempre estamos pulando de galho em galho – de uma ideia para um link para um vídeo.*

---

* Vale pensar que, em algum momento, a internet deve passar de uma plataforma 2-D com a qual interagimos por intermédio de uma tela para uma plataforma 3-D que se sobreporá à realidade analógica, um conceito mais conhecido como "realidade mista" ou "metaverso". Como esse futuro se desdobrará, ou como será sua configuração física, só o tempo dirá. Como quer que seja, uma tal realidade mista provavelmente continuará sendo mais dopaminérgica do que o mundo analógico, e, provavelmente também, nos fará bem tomar certo distanciamento dela.

Atividades analógicas dão à mente espaço para pensar. Quando devaneia, a mente automaticamente desenterra ideias e planos para o futuro e se recarrega. Basta lembrar do seu último banho, ou da última ocasião em que a sua mente teve a oportunidade de divagar, um estado mental que, se acessado propositalmente, chamo de "foco disperso".* É bem provável que, em banhos passados, você tenha atinado soluções para problemas, planejado o restante do dia e saído revigorado.

Em minha busca particular pela calma, quanto mais atividades digitais eu substituía por analógicas, mais calmo me tornava. Se você está precisando de inspiração para reduzir o pico de estimulação com o amparo do mundo analógico, eis algumas substituições que considero úteis.

- **Escrever.** Estou escrevendo estas palavras em particular no computador por achar mais eficiente – escrever o livro à mão levaria o dobro do tempo, no mínimo (isso se eu conseguisse entender os meus garranchos depois). Entretanto, quando o texto é mais significativo – cartas para amigos, diário, planos para o futuro –, prefiro o analógico. Adoro canetas-tinteiro, pois elas me ajudam a desacelerar e criar um ritual relaxante em torno do ato de escrever (também há algo de extraordinariamente relaxante em limpar e reabastecer uma caneta-tinteiro).
- **A lista de afazeres.** Na posição de alguém que ganha a vida estudando sobre produtividade pessoal, já testei mais aplicativos de organização de tarefas do que sou capaz de lembrar. Em determinado ponto da minha jornada em busca da calma, tomei a decisão de deletar todos os aplicativos do tipo e usar papel e

---

* Devo mencionar que exploro em profundidade esse assunto em meu livro *Hiperfoco: como trabalhar menos e render mais*. Pessoalmente, não gosto quando um autor promove outros livros de sua autoria, então fique à vontade para não comprar o anterior por pura implicância.

passei a registrar os objetivos do dia e afazeres de forma analógica, em um enorme bloco de notas que fica em minha mesa (usando a minha caneta-tinteiro favorita da TWSBI, obviamente). Essa maneira de gerir o tempo é mais vagarosa, porém mais refletida. Aliás, é uma regra geral: quanto mais lento for o planejamento, mais ponderado ele será.

- **Tempo com os amigos.** A conexão entre amigos nas redes sociais é estimulante, mas não tão satisfatória, e é por isso que parei de considerar o tempo gasto nas redes sociais digitais como um tempo passado com amigos. Passar tempo com um amigo é estar junto com ele pessoalmente ou comunicar-se por um meio mais pujante do que o escrito (telefonemas contam). Entendo amizade como a soma da atenção que compartilho com a pessoa, e essa atenção é mais fecunda quando trocada simultânea e pessoalmente.
- **Livros físicos.** Adoro audiolivros e e-books, mas, quando quero entrar de cabeça em um título, quase sempre escolho a versão analógica. A materialidade do livro parece tornar a experiência mais envolvente. Como mencionei, comecei a ler os livros para o trabalho nesse formato também, que me permite escrever notas nas margens e folhear sem tanta fricção a fim de interligar ideias.
- **Jogos.** Um dos maus hábitos que eliminei no início da jornada em busca da calma foi o de jogar no celular uns jogos toscos e insatisfatórios que são feitos para superestimular e viciar. (Se você não acha que um joguinho no celular possa ser incrivelmente viciante, experimente baixar Subway Surfers. Ou melhor, não baixe não; eu desperdicei mais tempo nele do que estou disposto a admitir.) Em alternativa aos jogos digitais, comprei um monte de jogos de tabuleiro e quebra-cabeças. A melhor parte é que eles geralmente envolvem a participação de mais pessoas, o que os torna mais significativos.

- **Pesquisar o significado de palavras.** Ao me deparar com um vocábulo desconhecido, passei a tomar o tempo de pesquisá-lo no dicionário *Oxford* de capa dura que eu e minha esposa deixamos na sala. Com isso, memorizo melhor as palavras, até porque a superfície inteira do livro é dedicada a elas, sem propaganda nas laterais ou botões para compartilhar a definição do termo nas redes sociais (ninguém quer fazer isso, aliás). O melhor: minha esposa e eu usamos o dicionário como álbum de assinaturas em nosso casamento, em que os convidados circulavam as palavras que os faziam lembrar de nós; com os recados, a pesquisa dos vocábulos ficou mais divertida (isto é, tão divertida quanto uma pesquisa do tipo pode ser).
- **As notícias.** Parei completamente de consumir notícias digitais após meu primeiro jejum de dopamina, as quais substituí por dois jornais impressos entregues pela manhã. O jornal físico é o meu serviço de assinatura preferido: um resumo diário e relativamente barato de todos os fatos pertinentes que estão acontecendo na cidade, no país e no mundo. Além disso, a assinatura imputa ao jornal o ônus de manter você bem informado – você já não precisa acessar uma porção de sites para filtrar as notícias. Se a sua rotina de trabalho ou de casa não é marcada por compromissos de hora em hora, considere assinar um jornal impresso. Reconheço que pode ser uma tática irritante nos dias de hoje, em que muitos jornais são entrincheirados ideologicamente e distorcem os eventos do dia através de lentes polarizadas. Entretanto, assim como os demais conselhos deste livro, você deve testar essa tática apenas se achar que ela pode lhe servir. (Considero os jornais da minha cidade relativamente moderados, o que faz a estratégia valer a pena.)

No diagrama de Venn das vidas analógica e digital, atividades como as mencionadas pertencem à área de intersecção e, como tais, são as mais acessíveis e proveitosas com vista a alcançar níveis mais elevados de calma. Muitas dessas técnicas não nos fazem perder nenhum tempo – são apenas maneiras diferentes e mais refletidas de fazer as coisas.

• • •

Além de preferir o método analógico sempre que possível, vale muito a pena implantar atividades que *só* podem ser realizadas no mundo físico.

Estudos mostram que atividades estritamente analógicas absorvem o excesso de estresse, o que nos afasta do limiar de esgotamento. Elas são menos dopaminérgicas; embora causem a liberação de dopamina, contrabalançam-na com uma mistura de neurotransmissores que provocam alegria, afeto e, em alguns casos, euforia. Se, após se livrar das distrações dopaminérgicas, você ganhar um tempo livre, coloque em prática essas atividades para se sentir revigorado, rejuvenescido e, principalmente, calmo. Por fim, elas induzem um estado de atenção produtiva para com a realidade mais imediata.

Os mais úteis hábitos proporcionadores de calma têm duas propriedades em comum: são exclusivamente analógicos e satisfazem nosso cérebro primitivo. Neste capítulo, vou destacar os meus quatro hábitos favoritos, aqueles que, de acordo com estudos, podem proporcionar os maiores níveis de calma, e que são: movimentar-se; sociabilizar; meditar; e energizar o corpo de maneira atenta e cuidadosa.

Descubra o prazer do movimento

Se no mundo digital somos atraídos para aquilo que é imediato, no digital gravitamos para o que é conveniente. Esse comportamento afeta as atividades físicas. São poucas as pessoas que vão para o trabalho de bicicleta ou a pé e, em seu ofício, a maioria trabalha com a mente muito mais do que com as mãos. E, em algum grau, preferimos que seja assim, já que implica menos esforço físico, e esforço é um ingrediente cuja preservação é vista com bons olhos tanto pela mente quanto pelo corpo.

Infelizmente, dessa conduta decorre uma desassociação entre nós e o ambiente, já que o corpo é feito para se mexer. Precisamos movimentar o corpo para aquietar a mente. Se você costuma se pegar remexendo-se na cadeira do escritório após passar muito tempo sentado, se é acometido diversas vezes por uma necessidade urgente e inexplicável de esticar as pernas, ou se sempre se sente agitado fisicamente, talvez esteja aí a razão. Historicamente, o ser humano evoluiu para caminhar[4] entre 8 e 14,5 quilômetros por dia, só que hoje andamos mais ou menos 5 mil passos diariamente,[5] o equivalente a apenas quatro quilômetros. Para nossos ancestrais, seria um *esforço* fazer tão pouca atividade.

Existe uma recomendação geral de tentar caminhar 10 mil passos diários; no entanto, se você for mais a fundo na origem desse número, rapidamente vai passar a julgá-lo um tanto arbitrário. Um estudo descobriu que sua origem[6] "pode provir de clubes de caminhada japoneses e de um *slogan* comercial [de] 30+ anos atrás". Embora o número constitua uma recomendação fácil, 10 mil passos são pouco mais do que oito quilômetros, o que corresponde a *não mais* do que nível de atividade física ao qual seu corpo está adaptado. Ademais, pode ser um desafio inserir tal quantidade de passos em sua vida – foi assim para mim, pelo menos, que trabalho em casa.

A recomendação nem tampouco leva em conta a admirável gama de opções de movimento à disposição, muitas das quais infinitamente mais divertidas do que uma protocolar caminhada diária. Uma sessão de ioga pode não conter mais do que um punhado de passos e mesmo assim, depois dela, você vai sentir seu corpo disposto e equilibrado. Faça uma hora de natação e, conquanto o *fitness tracker* dificilmente vá marcar um passo que seja, seu corpo e mente vão encarar o mundo de outra maneira. Tarefas domésticas vigorosas – passar pano no chão, limpar os armários da cozinha, tirar o pó das estantes – não costumam ser vistas como exercício físico, porém nem por isso deixam de acelerar os batimentos cardíacos.

Eis uma regra para a vida:[7] faça ao menos 150 minutos de atividade moderada ou então 75 minutos de atividade intensa por semana — essa é a recomendação de atividade física regular do Departamento de Saúde dos Estados Unidos. Tenha em mente que essa quantidade de movimento é o mínimo aceitável. Por dia, equivale a *pelo menos* 20 minutos de atividade leve (uma caminhada ou uma sessão de natação um pouco mais vigorosa) ou a 10 minutos de exercício intenso (corrida, ciclismo, *kickboxing*, *break dancing* ou qualquer outro que faça suar bastante). Assim que começa a se mexer, há boas chances de você querer mais — especialmente se praticar exercícios que lhe deem prazer. Use esses valores como um limiar — o nível de atividade física abaixo do qual você não se permitirá passar.

Para complementar esta seção, perguntei a Kelly McGonigal, palestrante na Universidade Stanford e autora de *The Joy of Movement* e de *Os desafios à força de vontade*, que dicas ela daria para um indivíduo comum que queira praticar exercícios. McGonigal é firme defensora[8] da opinião de que, se uma pessoa diz que simplesmente não gosta de se exercitar, é porque não encontrou ainda a dosagem, o tipo ou a comunidade que "a transformarão em um praticante de exercícios". São inúmeras as opções: ela é fã de aulas de dança em grupo, *kickboxing*, musculação e treino intervalado de alta intensidade. Durante o projeto, eu me empolguei com as aulas de ciclismo *indoor*, em lançar um *frisbee* pelo parque e em seguir sessões de ioga no YouTube. E, todo dia, tentava fazer o dobro do mínimo indicado.

O segredo está na variedade. Experimente o máximo de tipos de movimento que você puder para descobrir aqueles que vão motivá-lo. Tire a poeira da cama elástica que está guardada no porão, matricule-se numa academia de dança, ou regale-se com um tempo nas redes sociais — mas apenas depois de praticar corrida por esse mesmo tempo. Em vez de beber sua xícara de café matinal com a cara metida no computador, caminhe até sua cafeteria preferida ou a um local arborizado para curtir a bebida. Dê seus pulos (literalmente), estabeleça um máximo de horas que vai passar sentado por dia ou faça atividades ao ar livre com seus amigos e familiares – trilha, ciclismo ou um passeio pela cidade são todas alternativas válidas. Faça trabalhos voluntários que exijam movimento, incorpore alongamentos à sua rotina como parte de seu ritual de relaxamento pós-expediente, faça mais reuniões em movimento ou então pratique jardinagem mais vezes em seu quintal ou em algum espaço comunitário. Busque se movimentar de todas as maneiras que puder. Atenha-se às atividades que lhe dão prazer, e não desanime se demorar um pouco para descobri-las.

Durante a busca por um exercício que seja a sua praia, fique atento a pensamentos negativos, os quais muito provavelmente vão surgir; quando isso ocorrer, tente tomar consciência deles e interpele-os. O cérebro tende a assumir uma postura negativa ante a ideia de praticar atividade física – ainda mais porque muitos de nós malhamos para mudar a aparência, e não por amor ao próprio corpo e por querer brindá-lo com um movimento revigorante. Normalmente, um monólogo interior pessimista em relação à atividade física não tem razão de ser e ainda nos impede de perseguir os objetivos e de gostar mais de nós mesmos no processo.

Como me disse McGonigal, "muitas das experiências negativas que as pessoas têm com os exercícios nascem da ideia generalizada de que a atividade física só serve para tornar o corpo mais aceitável"[9]. Mexa-se porque se mexer é uma delícia – e porque você vai se sentir incrível depois.

Além de experimentar uma variedade de exercícios para descobrir os seus favoritos, McGonigal tem outras duas recomendações para você extrair o máximo do seu tempo ativo: experimente exercícios em grupo e aproveite a natureza. Exercícios em grupo fornecem uma comunidade, uma conexão com o outro durante a prática, e ainda liberam oxitocina. De acordo com McGonigal, "quando você se movimenta em sincronia com outras pessoas, um vínculo se cria entre vocês. Ocorre a liberação de endorfinas que aliviam dor, e o humor também melhora"[10]. Estudos mostram[11] que esses benefícios são percebidos independentemente de fazer atividades físicas em grupo no mundo analógico ou no mundo digital, em um treino pelo Zoom.

Somos feitos para viver no meio da natureza, não em ambientes de cimento, apenas pontilhados aqui e ali por árvores e arbustos. Passar tempo na natureza é uma atividade que tranquiliza sem que exija qualquer esforço adicional de sua parte. A pesquisa de McGonigal[12] indica que exercitar-se ao ar livre pode ainda promover profundos benefícios à saúde mental e até mesmo auxiliar com dificuldades mais graves, como "ideação suicida, depressão, trauma e luto".

A moral da história é a seguinte: mexa-se, do jeito que puder, do jeito que você se sentir bem, mas mexa-se. Não esqueça do conselho de McGonigal: se acha que exercício não é para você, talvez seja porque ainda não descobriu uma atividade física divertida, que seja adequado ao seu modo de ser.

Sociabilize

Para viajar rápido, vá sozinho.
Para viajar longe, vá acompanhado.
Provérbio (origem desconhecida)

A história de cada um na pandemia é única, porém há um fato comum a muitos de nós: ao passo que o tempo de tela aumentou, o tempo na companhia de outras pessoas diminuiu.

A convivência é, como o movimento, mais do que apenas um combustível. Nós necessitamos passar tempo com o outro, em pessoa – nosso corpo e nossa mente dependem disso. Um estudo recente[13] descobriu que a solidão é tão nociva para a saúde como um todo quanto *fumar 15 cigarros por dia* (o tabagismo é a principal causa de mortes evitáveis nos

Estados Unidos). O mesmo estudo concluiu que a solidão pode representar um risco maior à longevidade do que o sedentarismo. Segundo outra pesquisa,[14] a solidez dos círculos sociais é "um prognóstico melhor dos níveis autorrelatados de estresse, felicidade e bem-estar do que os dados de um *fitness tracker* relativos à atividade física, frequência cardíaca e sono".

A minha metanálise preferida sobre o tema combinou os resultados de estudos que somavam, no total, mais de 3 milhões de participantes para "determinar a magnitude geral e relativa do isolamento social e da solidão", e o resultado foi chocante:[15] isolamento social, solidão e viver sozinho aumentam em *25% a 30%* as chances de morte precoce.

Conviver com outras pessoas não só mantém a mente quimicamente equilibrada e calma. Isso também promove uma vida mais longa e mais saudável, aumentando nossa longevidade e a expectativa de vida com saúde.*

Nosso cérebro deseja a conexão com outras pessoas. E esse tempo é amplamente compensado com uma produtividade calma e uma vida mais longa.

• • •

Logo no início da minha jornada pela calma, precisei admitir uma verdade inconveniente: eu tinha poucas amizades profundamente íntimas, e minha saúde mental sofria por isso. Sendo alguém introvertido, dizia a mim mesmo que preferia passar horas com um livro a com outras pessoas; porém, analisando mais a fundo, percebi que esse discurso era um mecanismo de defesa: eu estava, na verdade, dissimulando o fato de que me sentia aflito em situações sociais e, como resultado, mantinha certa distância dos outros. Tinha feito dezenas de

---

* Nota da Editora: na edição em inglês, o autor utiliza a expressão *health span*, que significa o tempo de vida saudável de uma pessoa, não somente sua expectativa de vida.

amizades vagas, é verdade, mas possuía poucas que fossem profundas (sem contar o vínculo com minha esposa e familiares mais próximos).

Com isso em mente, decidi me empenhar em elevar a quantidade de interação social que havia em minha vida. O que, após reduzir o meu nível de estimulação, se tornou mais fácil, já que eu *desejava intensamente* passar tempo com outras pessoas. Assim, passei a experimentar para descobrir o que era mais a minha praia.

Testei muitas coisas, e muitas não deram bom resultado. Na época do Natal, a caminho de um jogo de hóquei com minha esposa e um amigo, passei por um coro de capela formado por homens. Eles cantavam angelicalmente. Um dos cantores notou meu encanto e me entregou um cartão, caso eu tivesse interesse em entrar no grupo. Entrei, mas desisti depois de alguns ensaios, após constatar o quão sério alguns participantes levavam a coisa. (Nota para mim mesmo: na próxima vez, tente participar de um coral que não dispute competições nacionais.) Também tentei um curso de improvisação, confiante de que ali conheceria pessoas mais mente aberta, e até foi legal, mas não me identifiquei com a turma tanto quanto esperava. Fiz planos de participar de um grupo de tricô às sextas à noite – embora eu seja um completo novato –, mas o ateliê fechou as portas antes (tricotar faz minha cabeça pulular de novas ideias; é um dos hábitos de produtividade mais subestimados que há).

Por sorte, outros esforços se mostraram mais proveitosos. Comecei a fazer terapia, o que me permitiu, antes de tudo, tomar consciência da minha fobia social, assim como botar para fora minhas inquietações. Embora isso não tenha tido o efeito direto de me acalmar, me ajudou a superar obstáculos mentais que me impediam de interagir socialmente. Eu e alguns colegas do trabalho formamos um grupo de prestação de contas, em que nos reuníamos semanalmente para discutir estratégias e falar sobre nossos objetivos individuais; o grupo me permitiu investir em algumas amizades promissoras e, ao mesmo tempo, contrabalanceava a ausência de conexão no trabalho, a qual havia culminado no meu esgotamento. Passei a reservar mais tempo para as amizades que já tinha, a fim de estreitar esses vínculos: amigos dos tempos de colégio, dos trabalhos voluntários, ou que eu conhecia da cidade. Me obrigava a inserir uma ou duas atividades sociais semanais no calendário. Quando ia viajar a trabalho, tentava lembrar se conhecia alguém na cidade de destino com quem pudesse sair para jantar ou tomar um chá.

A interação social recém-descoberta não apenas me deixava mais tranquilo e estável, como também me enchia de energia à medida que os vínculos e as amizades se intensificavam.

A fonte mais abundante de calma que existe no mundo analógico é, sem dúvida, a conexão humana.

Mais do que qualquer outra ideia sugerida neste livro, com certeza continuarei a me dedicar à estratégia de fortalecimento do vínculo com o outro. De maneira geral, cheguei à conclusão de que existem três regras que valem a pena seguir quando se trata de sociabilizar:

1. **Interação digital não conta.** Coloque na cabeça que o tempo que você passa interagindo no mundo digital não conta como tempo de sociabilização. Seu cérebro simplesmente não os percebe como a mesma coisa: o vínculo digital é simulado; se não é possível esticar o braço e encostar na pessoa, não vale. A interação social analógica exige mais dedicação, mas, por outro lado, promove mais calma.

2. **Experimente, experimente e continue experimentando.** Como em relação à atividade física, talvez você precise fazer alguns testes para descobrir como mais gosta de passar tempo com outras pessoas. Faça parte de um coral, um curso de improvisação, reconecte-se com pessoas que fazem você esquecer do celular de tão fascinantes que são. Não pare de experimentar, e se atenha ao que gostar. Pode levar um tempo, e está tudo bem. Talvez também seja mais trabalhoso do que você imagina, e está tudo bem também.

3. **Priorize a tranquilidade da sua mente.** Se você, como eu, sofre de fobia social, o caminho é fazer um esforço intencional para reduzir o pico de estimulação. A interação com outras pessoas transcorre num nível de estimulação mais baixo, de modo que você vai se sentir mais confortável se tentar tranquilizar a mente durante essa interação. Adicionalmente, como bônus, vai perceber uma diminuição na compulsão de pegar o celular. As vivências vão lhe parecer mais memoráveis e proveitosas, e muito menos fragmentadas.

Se você notou que o seu tempo de convívio social decresceu na contramão do tempo gasto com tecnologia, busque o quanto antes maneiras de elevar o tempo de sociabilização em sua vida. Essa é uma conduta que sempre vale a pena, já que temos uma necessidade biológica de nos conectar com o outro. Você pode até ser introvertido, mas precisa de conexão humana como qualquer um.

As oportunidades para intensificar a interação social são infinitas. Outro método é fazer uma "noite analógica" em família; é exatamente o que o nome sugere: por uma noite inteira, todos desligam o celular e quaisquer outros dispositivos com o objetivo de dedicar tempo de qualidade, e atenção de qualidade, uns aos outros. A artificial percepção de comunidade produzida pelas mídias sociais não se compara a esse tipo de conexão profunda, pessoal, cara a cara.

Uma estratégia que também vale a pena mencionar é *ajudar* pessoas. Quando o cuidado com o outro é percebido como uma obrigação estressante, tende a ser extenuante; já quando esse cuidado se dá em situações que nos permitem exercer empatia, agir com autonomia e não perder de vista a *razão* por que estamos ajudando, essas três coisas fazem dele revigorante. A ansiedade é uma emoção que nos puxa para dentro, e assim, quando tomamos a iniciativa de nos abrir para o outro, adquirimos energia, nos relaxamos, nos sentimos cheios de vida. Como escreveu Jamil Zaki,[16] professor de Stanford, em sua coluna no *The Atlantic*, "as pessoas são psicologicamente entrelaçadas, tanto assim que ajudar o outro é um ato de bondade consigo próprio", do mesmo modo que "se cuidar é um bem ao outro". Ele recomenda, como estratégia, que se faça um dia de "alter-cuidado" em vez de um dia de "*auto*cuidado" – um recurso que vale a pena testar entre os métodos para gerar conexão.

Se privamos o cérebro das oportunidades de sociabilizar, nos tornamos mais ansiosos. Nós crescemos e encontramos a calma quando estamos rodeados por pessoas – e não por telas.

Exercite o ato de estar presente

Quando perguntei a Dan Lieberman, coautor de *The Molecule of More*, qual é o jeito mais fácil de acionar o sistema do aqui e agora do *cérebro, sua resposta foi simples e direta: meditação.*

Se você já leu algum livro meu, sabe que sou um entusiasta da meditação. Sou entusiasta inclusive de meditar com fins de produtividade, entre outras razões porque é uma prática que aumenta a resiliência contra distrações. A meditação também reduz os índices gerais de estimulação, o que favorece a concentração; para cada minuto de meditação, ganhamos muito mais em tarefas executadas. É por isso que, na minha opinião, todo mundo deveria praticá-la – mesmo que (ou especialmente se) a mera ideia de meditar cause repúdio ou então pareça um tanto hippie.

Acredite, meditação é uma prática muito mais objetiva do que se pode imaginar. Aprenda a meditar em dois passos simples:

- sente-se com a coluna ereta e os olhos fechados e então comece a concentrar a atenção nos detalhes de sua respiração. Repare em cada detalhe: fluxo, temperatura, como o ar entra e sai de seu corpo;
- quando seus pensamentos divagarem – e eles o farão várias vezes –, convirja sua atenção para a respiração.

Pronto! Não pense demais: não importa a posição das suas mãos, se você está sentado numa cadeira ou numa almofada específica para meditar, você pode até preferir manter os olhos abertos caso o ambiente em que se encontra não contenha tantas distrações visuais.

Meditar é simples – no começo, você provavelmente vai até achar que está fazendo errado. No entanto, é justamente a simplicidade que faz da prática tão poderosa.

Por outro lado, embora seja fácil na teoria, você vai perceber uma grande resistência por parte de sua mente quando tentar meditar. A prática pode chegar a parecer impossível, a ponto de você querer desistir, mesmo que tenha reservado um tempo para o ritual.

Só que é precisamente esse o intuito da meditação: se você consegue alcançar um estado de calma tentando se concentrar na própria respiração – sendo que sua mente resiste bravamente para se concentrar em algo tão simples –, vai ser muito mais fácil alcançar a calma no restante do dia. Isso será especialmente válido se o seu monólogo interior estiver fora de controle, ou se o seu mundo exterior for muito barulhento. A verdade da meditação é esta: se você é capaz de se manter calmo enquanto se concentra mentalmente na própria respiração, vai ser capaz de se manter calmo em basicamente qualquer atividade, pois poucas são aquelas que ocorrem num nível de estimulação tão baixo. Assim, se aprende a se *aplicar* à sua respiração, vai conseguir se aplicar a qualquer coisa.

Outro fato ótimo sobre a meditação é que ela acaba sendo uma oportunidade de identificar quais são os pensamentos ansiosos que drenam sua atenção ao longo do dia. Como falei, sua mente vai divagar várias vezes durante a prática, e tudo bem; o importante é tomar consciência quando isso acontecer e suavemente retornar a atenção para a respiração – talvez não sem antes rir da teimosia da própria mente. Saiba que ela vai devanear e, nesse momento, volte a se concentrar na respiração.

Diferente do que algumas pessoas creem, o propósito da meditação não é fazer a mente parar de pensar. Isso é impossível; sua mente nunca para de produzir pensamentos (e, se parar, então seus problemas são maiores do que você supõe). Poderíamos dizer até que a mente produz pensamentos *compulsivamente* em reação aos eventos do mundo que nos rodeia.

Os pensamentos produzidos pela mente podem impulsionar o ciclo da ansiedade, e a meditação ajuda a reconhecer essa tendência. O ato de reconhecer que a mente divagou e, na sequência, assentar a atenção na respiração cria uma pequena, porém significativa, distância entre os pensamentos. Notando a mente errante, intencionalmente reorientamos o pensamento para a respiração, e isso fornece o espaço necessário para que nos dissociemos do conteúdo do pensamento, para que o avaliemos, indaguemos sua legitimidade e, assim, uma respiração após a outra, retomemos aos poucos o controle sobre a atenção.

Quanto mais avançada é a habilidade de se dissociar das narrativas construídas sobre a própria vida, maior é a capacidade de reconhecer quais delas são verdadeiras e quais pensamentos são estimulados por ciclos de ansiedade. Com o tempo, passamos a produzir menos pensamentos falsos e nos mantemos imersos no presente.

Assim, descobrimos profundezas inéditas na calma.

E, claro, a meditação provoca a liberação de muitos neuroquímicos tranquilizadores. Para mim, a sensação de calma proporcionada pela meditação motiva mais do que a compreensão de como se dá efetivamente o processo químico desencadeado por ela, mas, caso você esteja preocupado com a produção das substâncias químicas da calma, pode descansar (e respirar) aliviado: a meditação provoca uma imediata descarga de serotonina no cérebro, o que aumenta a felicidade, e ao mesmo tempo diminui o cortisol. Um estudo descobriu que meditar pode liberar tantas endorfinas quanto a corrida.[17] Então, esqueça o *barato do corredor*! Que tal um *barato meditativo*?

Meditar não é fácil. Tampouco é divertido, pelo menos no começo. Sua mente vai tentar convencê-lo a não perder tempo com a prática. Entretanto, à medida que você supera os seus pensamentos e se concentra na respiração – a própria definição de meditação –, a mente vai se aquietando.

Quando a meditação tiver se tornado parte da sua vida diária, os pensamentos representarão cada vez menos obstáculos – e, de sobra, você vai ficar mais produtivo.

• • •

Não obstante este livro trate de mudanças profundas que levem à calma, é possível usar exercícios de respiração para alcançá-la num prazo mais *imediato*, o que pode ser especialmente benéfico para lidar com períodos de intenso estresse *agudo*. Uma maneira de fazê-lo é estimular o nervo vago, um componente fundamental do sistema nervoso parassimpático, a parte do sistema nervoso que se ativa quando estamos relaxados, não estressados. O nervo vago também conecta o organismo ao cérebro. Por meio de sua estimulação, podemos obter uma grande calma.*

Duas maneiras infalíveis de estimulá-lo são bocejar e respirar lentamente. A respiração lenta é ainda mais eficaz quando feita com a barriga e a expiração é mais longa do que a inspiração.

Outro método, este não respiratório, para estimular o nervo vago é suavizar, relaxar o olhar de modo a não mirar nada em específico. Se a ideia não ficou clara para você, pense no que acontece com seus olhos perante um vasto panorama, como o mar, as estrelas ou um pôr do Sol.

Ainda é possível combinar todas essas técnicas para alcançar a calma muito rapidamente. Marque cinco minutos no *timer*, boceje uma ou duas vezes, e então respire no padrão quatro-oito – inspire durante quatro

---

* A outra parte do sistema nervoso autônomo, o sistema nervoso simpático, é ativada quando vivenciamos eventos estressantes; é o responsável pela reação de luta-fuga-paralisia.

segundos e expire durante oito segundos –, com o olhar suave. Tente não tirar a atenção da respiração até o tempo se esgotar. Se a sua mente ficar impaciente – ou melhor, *quando* ela ficar impaciente –, reconduza-a para a respiração. Você vai experimentar os benefícios da meditação[18] e alterações físicas que o induzirão a uma intensa calma – em apenas cinco minutos. Se você acha que são passos demais para encarar de uma vez só, escolha um ou dois e tente-os; são todos atalhos para alcançar a calma em uma situação estressante.

A cafeína e a calma

Afora movimento, pessoas e meditação, quanto mais alimentos apropriados para o corpo nós consumimos, mais calmos – e energizados! – nos sentimos. Vamos falar sobre comida de verdade num instante, mas primeiro tratemos da cafeína.

Para verificar de que forma a cafeína afetou meu senso de calma, no decorrer do projeto, eu decidi conduzir um experimento para reinicializar, restaurar a minha tolerância inicial à droga.

Antes do experimento, tinha passado a adorar o ritual matinal de preparar minuciosamente uma xícara de matcha. Em manhãs tranquilas, saía de debaixo das cobertas e arrastava os pés até a cozinha para aquecer a água a exatos 80 graus Celsius. Peneirar o pó de matcha até obter não mais do que uma poeira, misturar esse pó a um tico de água quente para formar uma pasta concentrada, derramar o restante da água para ter uma xícara deliciosa, com um anel de espuma: o ritual me despertava de uma forma pacata. Já nos dias em que precisava de uma energia extra, eu adorava preparar o café na AeroPress de uma maneira igualmente ritualística, mas não vou descrever os detalhes, ou então você vai pôr o livro de lado e nunca terminá-lo. No entanto, embora os dois itens fizessem parte da minha lista de coisas para saborear, fiquei surpreendentemente empolgado para ver o que aconteceria se abrisse mão deles por um período.

Decidi arrancar o curativo proverbial e cortar de uma vez as duas bebidas. No primeiro dia, me surpreendeu a quase ausência de sintomas (eu tinha tomado quatro xícaras de café no dia anterior como uma espécie de despedida de solteiro). A não ser por uma leve dor de cabeça antes de dormir, me senti ótimo e concluí uma quantidade surpreendente de trabalho num dia em que achava que não iria produzir nada.

Foi no segundo dia que os sintomas da abstinência me atingiram como um caminhão desgovernado; eles foram tão intensos que precisei passar parte do dia deitado na cama. Nas vésperas do experimento, a quantia de cafeína na minha dieta havia alcançado o equivalente a duas ou três xícaras pequenas de café diariamente, porém o experimento acabou demonstrando muito rapidamente que eu me tornara dependente da droga. No segundo dia, me senti como se estivesse gripado – produzi pouco e tinha pouca disposição para qualquer hobby; minha esposa começou a achar que eu realmente estava doente. Ela brincou: "Não sei se devo cuidar de alguém com gripe ou de alguém se recuperando de uma dependência química" (era a segunda opção).

Felizmente, os sintomas de abstinência mais severos se atenuaram no terceiro dia. De manhã, tomei um analgésico, que curou a dor de cabeça, e passei a me sentir relativamente bem, ainda que estivesse me arrastando um tanto para fazer as coisas. O meu ânimo não era o mesmo de sempre, porém a corrida contra alguns prazos curtos não me deu espaço para sentir plenamente o baque.

Os sintomas continuariam a arrefecer até mais ou menos o nono dia. Fui encontrando maneiras de combatê-los: praticar mais exercícios, descansar mais, tomar um analgésico aqui ou ali para as dores de cabeça.

No décimo dia, o meu vigor chegou ao mesmo nível de quando eu consumia cafeína regularmente. Em geral, consideramos que cafeína é um estimulante e ponto final, mas a verdade é que o corpo se ajusta à quantidade de cafeína consumida de tal modo que ela deixa de fazer efeito. O consumo habitual de certa quantia de cafeína cria no indivíduo a necessidade de continuar consumindo essa mesma quantia apenas para restaurar seu funcionamento regular.

Conforme me ajustava aos níveis mais baixos, passei a me sentir mais calmo. Muito mais calmo. Não só dormia melhor na ausência de cafeína – o que, por sua vez, me proporcionava disposição, equilíbrio e calma – como meus dias se tornaram menos sacrificantes. (O sono é outro elemento analógico da vida em que deveríamos colocar mais fichas com o fim de alcançar a calma. Se você sempre dorme menos do que as sete horas e meia ou oito horas recomendadas, lance mão de um ritual noturno que lhe permita deitar-se no horário adequado, ou então de uma rotina matinal relaxante que o deixe animado para encarar o dia. Privação de sono costuma ser um deflagrador comum de episódios de ansiedade, o que corrobora a importância de investir na higiene do sono.[19])

Com a calma alcançada ao fim da minha reinicialização, minha mente deixou de relutar para concluir pequenas tarefas. Com ela mais comedida, passei a me sentir menos culpado por fazer pequenas pausas no trabalho assim como a minha ânsia por distrações diminuiu. A cafeína estimula a liberação de dopamina,[20] o que, em consequência, induz um comportamento crescentemente dopaminérgico (se está curioso para tirar a prova, tente consumir mais cafeína do que o habitual e observe se o nível de estimulação mais alto gera uma maior ânsia por distrações).

Ainda assim, passada uma semana e meia do processo de reinicialização, por volta das nove da noite, me percebi apreensivo: estava com uma energia incomumente alta para o horário, o que, antes da reinicialização, significaria grande dificuldade para cair no sono. Antes do experimento, só havia sentido esse grau de energia antes de deitar após um grande consumo de cafeína durante o dia. Nesse dia em específico, evidentemente, a fonte da minha energia era outra: eu não tinha estressado o meu corpo nem alternado entre picos e quedas de energia, com a cafeína estimulando o meu ânimo ou então o sugando consigo ao ser eliminada do meu organismo. Era uma energia consistente, robusta e duradoura, e o fato de estar alta ao fim do dia não importou muito.

Minha preocupação se mostrou infundada: adormeci poucos minutos depois de deitar.

...

A cafeína é, hoje, parte integrante do nosso cotidiano e da nossa vida – e nem por isso deixa de ser uma droga que pode viciar. Se você não vê com bons olhos a ideia de parar de consumi-la por causa dos sintomas que a privação vai causar (incluindo redução de energia a curto prazo), é provável que já seja dependente da substância.

E tudo bem. Obviamente, eu não vou ficar aqui dizendo o que você deve ou não comer e beber; ainda assim, é interessante voltar a atenção para a cafeína, especificamente a fim de observar os efeitos daquilo que comemos e bebemos sobre a calma. De maneira geral, a comida afeta a atividade neuroquímica mais do que supomos.

Pensamos a cafeína em termos de uma energia líquida, porém estresse líquido ou mesmo adrenalina líquida são analogias melhores. Quando ingerimos cafeína, o organismo não tem opção senão elevar a produção de adrenalina e cortisol. Já foi demonstrado[21] que a cafeína aumenta a produção de cortisol, assim como de epinefrina, um hormônio do estresse também conhecido como adrenalina, em mais ou menos *200%*. Tal dinâmica continua valendo mesmo depois que o corpo se ajusta à quantia consumida. Se ficamos altamente alertas, é porque a cafeína induz o corpo a liberar esses estresses do hormônio, os quais nos mobilizam a executar as tarefas. Como o estresse crônico e a ansiedade por si só elevam os níveis de tais hormônios, o consumo de cafeína pode nos tornar insustentavelmente ansiosos.

A cafeína, porém, não gera a sensação de estresse ao ser ingerida, e isso porque, além de adrenalina e cortisol, induz um ímpeto de dopamina (estimulação) e de serotonina (felicidade). Essa alegria e essa estimulação acabam por reforçar o hábito da cafeína e, por consequência, tornam mais penoso um detox, já que uma redução no consumo é acompanhada de uma baixa no humor pela ausência dessas substâncias químicas.

> Vale observar que a cafeína afeta cada indivíduo de maneira diferente. Não só cada organismo está ajustado a uma dosagem diferente da substância, como a própria resposta fisiológica é diversa. Algumas pessoas ficam trêmulas com alguns poucos goles, enquanto outras podem entornar uma xícara após a outra e não sentirem praticamente nada. Qualquer que seja o seu nível de consumo, se você se sente ansioso, talvez valha a pena cortar a cafeína. Comprovei isso por conta própria após reinicializar meu sistema.

Com menos hormônios do estresse circulando pelo meu organismo, o restabelecimento da minha tolerância de cafeína – não obstante tenha sido um incômodo por uns dias – se provou imensamente benéfico na jornada em busca da calma. Tenha em mente que eu sou mais suscetível à cafeína do que a maioria das pessoas e que a sua experiência com esta estratégia pode ser diferente. No meu caso, assim que superei a queda de energia inicial, me percebi menos ansioso e notei que meus pensamentos já não tendiam tanto a se voltarem a si mesmos. Era como se a minha disposição mental estivesse sendo abastecida por um combustível mais limpo; a minha mente se tornou mais clara, a minha produtividade, mais consistente, e a minha energia passou a durar até de noite, muito além do fim da tarde, período em que ela antes colapsaria com a crise de cafeína. E assim me aproximei da calma.

Se você se sente ansioso, instável ou nervoso após consumir a substância, recomendo que faça uma reinicialização de cafeína. Depois do jejum de dopamina, este talvez seja o conselho mais árduo contido neste livro, mas acredito que o experimento vai valer muito a pena. Os benefícios podem ser profundos. Não é novidade que a cafeína está associada a crises de ansiedade e de pânico[22] – o *DSM-5*, manual diagnóstico e estatístico de transtornos mentais dos Estados Unidos, elenca um diagnóstico chamado de *transtorno de ansiedade induzido por cafeína*. Como a substância afeta de maneira diferente os indivíduos, pode ser que ela o esteja afetando mais do que você imagina.

Se você já lida com uma grande quantidade de estresse crônico incontrolável, não deveria acrescentar a cafeína à sua pilha de fatores estressantes.

Eis algumas dicas caso você decida reinicializar a tolerância de cafeína:

- **Tente realizar a reinicialização na próxima vez que for acometido por um resfriado ou uma gripe.** Dessa forma, a sua mente vai atribuir à doença os sintomas de abstinência – os quais são mesmo parecidos com os de uma gripe (calafrios, fraqueza e letargia) –, e não ao fato de que você está se privando de uma droga. Além disso, tente começar o processo de reinicialização num final de semana ou numa sexta-feira, para poder relaxar um pouco durante a queda inicial de energia.
- **Você pode cortar a cafeína de uma vez ou reduzir gradualmente a quantidade que consome por dia.** Não tem segredo: cortar de uma vez significa passar da quantidade atual de cafeína que você consome para zero. Ou você pode reduzir aos poucos, por exemplo substituindo progressivamente o café por alternativas descafeinadas.
- **Cuide dos seus níveis de energia durante a reinicialização, especialmente na primeira semana, se exercitando mais, descansando mais, bebendo mais água e dormindo mais.** Assim você vai compensar a queda de disposição decorrente da falta de cafeína. Ou, caso você seja um

curioso, mantenha os hábitos diários para ter a exata noção do quão dependente da droga se tornou.
- **Fique de olhos atentos aos *disfarces* da cafeína.** A cafeína está escondida na maioria dos refrigerantes:[23] uma lata de Coca-Cola Zero de 350 mililitros contém 46 miligramas de cafeína, tanto quanto certas doses de expresso. Há cafeína escondida também no café descafeinado – o da Starbucks, por exemplo, pode ter até 30 miligramas da substância. Se você optar pelo café descafeinado, verifique se a descafeinação é feita pelo método da água suíça, que elimina o estimulante quase que totalmente.
- **Se a reinicialização se mostrar muito árdua, aumente o consumo de bebidas cafeinadas que contenham L-teanina.** A L-teanina[24] é um aminoácido presente no chá verde (e no matcha) que reduz significativamente a quantidade de adrenalina produzida pelo organismo em reação à cafeína, gerando uma resposta ao estresse mais branda. Além disso, já foi demonstrado que ela melhora a concentração e diminui a sensação de ansiedade. É por essa razão que o chá verde é meu mecanismo favorito de fornecimento de cafeína. A L-teanina do chá verde também provoca uma pequena liberação de dopamina, o que independe de o chá ser cafeinado ou não. Isso faz do chá verde uma excelente alternativa ao café, já que proporciona os mesmos benefícios do consumo da cafeína, porém sem uma resposta extrema ao estresse.

Pelo lado positivo, a cafeína nos deixa ligados, felizes, com a atenção focada. Pelo lado negativo, deixa-nos ansiosos e introduz um estresse desnecessário à vida, muitas vezes sem que nos demos conta. Realizar uma reinicialização pode ajudar você a descobrir para que lado pende.

Se você não se perceber mais calmo após o experimento, sinta-se à vontade para voltar aos hábitos antigos. Agora, se você se parecer comigo (e com muitos outros), vai se surpreender tanto com a nova disposição descoberta quanto com a profunda calma que alcançará.

Ansiedade de ressaca

Por falar em bebidas que contêm drogas: o consumo de álcool também causa perturbações em nossa atividade neuroquímica. O álcool é uma droga consumida com bastante frequência – frequentemente, ao ponto do excesso. Segundo uma pesquisa de 2019 conduzida pelo Instituto Norte-Americano de Estudos sobre Álcool e Alcoolismo (NIAAA, na sigla em inglês), cerca de 54,9% dos estadunidenses acima de 18 anos haviam consumido uma bebida alcoólica no mês anterior.[25] Se essa quantidade não é tão alta, saiba que, dos maiores de 18 anos, 25,8% também afirmaram ter feito *consumo pesado episódico** de álcool no último mês. Espantosamente, o consumo de álcool[26] é uma das principais causas de mortes evitáveis nos Estados Unidos, atrás de tabagismo, má alimentação e sedentarismo.

Até poucos anos atrás, eu fazia parte do grupo que bebia em excesso. Embora não ingerisse bebida alcoólica muitas vezes por semana, quando o fazia, bebia logo duas. Quando bebia duas, bebia logo três. E quando bebia três... Você entendeu. Para mim, o álcool sempre foi uma corda bamba, uma distração que ocultava temporariamente os problemas e estresses. No entanto, nas manhãs seguintes às bebedeiras, com um pouco de ressaca, eu muitas vezes acordava me sentindo ansioso, tomado por apreensão. Esse fenômeno pós-pileque é muito comum e pode ser chamado de ansiedade de ressaca.

---

* Considera-se consumo pesado episódico[27] um consumo que eleve a concentração de álcool no sangue a 0,08% ou mais; de acordo com a NIAAA, tal estado geralmente é atingido "depois que uma mulher consome quatro ou mais doses de álcool ou um homem consome cinco ou mais doses, dentro de um período de mais ou menos duas horas".

George F. Koob,[28] presidente da NIAAA, resumiu bem: "Considero a ressaca mais ou menos uma minicrise de abstinência do álcool, sendo que a *ansiedade é um dos componentes*" (grifo meu).

Isso faz sentido se examinarmos os efeitos do álcool no cérebro: pesquisas demonstram[29] que ele afeta a produção de diversas substâncias neuroquímicas ao mesmo tempo. Quando o consumimos, sentimos três coisas: palpitação, alegria e relaxamento. São ótimas sensações! Mas tem um porém: ocorre uma brutal derrocada dos três.

Primeiro, o álcool induz o cérebro a produzir mais dopamina,[30] que gera certa euforia. Não é de admirar que sentimos vontade de beber mais uma dose logo na sequência da primeira. Perigosamente, entretanto, a interrupção de álcool que se segue provoca uma *diminuição* na produção de dopamina. Também há produção de serotonina quando consumimos álcool, e é por isso que pode ser tão gostoso beber quando ainda estamos sob efeito da substância. Infelizmente, a produção de serotonina é suprimida durante a fase de abstinência (é o que afirma ao menos um estudo feito com ratos).[31] Por fim, o álcool afeta os níveis de GABA no cérebro.[32] GABA é uma substância neuroquímica que provoca relaxamento – muitas das atividades mencionadas neste capítulo igualmente provocam uma liberação de GABA. No entanto, ao passo que quantidades moderadas de álcool aumentam a atividade do GABA, quantias mais significativas causam sua *depleção* temporária no cérebro, o que nos faz sentir menos relaxados, mais tensos e às vezes em pânico.

Consumir ou não álcool seria uma decisão simples não fosse essa degeneração. Infelizmente, o que começa como uma palpitação alegre e ao mesmo tempo relaxada invariavelmente termina em sintomas de abstinência – sem falar da depressão que sobrevém após os três efeitos. Se, como eu, você perceber que o álcool agrava a sua ansiedade – incluindo a manhã seguinte à bebedeira –, talvez valha a pena maneirar na droga ou eliminá-la completamente. (E procure ajuda médica se considerar que é dependente a ela e se tiver crises graves de abstinência.)

Hoje em dia, tenho uma simples regra a esse respeito: só consumo a droga quando a bebida em si é extraordinária (como um copo de um uísque caro ou um drinque da casa cuja descrição seja sugestiva) ou quando faz parte de um ritual gostoso (por exemplo, em um tour por uma vinícola com a família ou para celebrar uma conquista da esposa).

Na hora, beber algumas doses pode deixá-lo feliz, relaxado e entusiasmado. Na prática, porém, consumir álcool pode ser apenas uma maneira de subtrair a felicidade, a energia e a calma da manhã seguinte.

A uma mordida da calma

O grande desafio em escrever um livro sobre um tema tão vasto quanto calma é o seguinte: quando considerados os pontos principais, chega-se à conclusão de que basicamente tudo o que fazemos afeta a maneira como nos sentimos; daí por que este capítulo é um dos mais extensos do livro. Cada atividade que realizamos provoca a liberação de uma mistura singular de substâncias neuroquímicas. Em adição aos fatores da calma que mencionei até aqui – passar mais tempo no mundo analógico, movimentar o corpo, sociabilizar, meditar e estabelecer uma relação mais saudável com a cafeína e o álcool –, vamos concentrar a atenção em mais um. O derradeiro fator de que vale a pena tratar são os alimentos que ingerimos.

No que se refere à alimentação, o estresse tem duas repercussões no organismo. **De uma tacada, ele nos instiga a comer mais e a comer pior.** Quando controlamos as fontes de estresse crônico – e lançamos mão de estratégias tranquilizantes para lidar com as fontes restantes –, o efeito não é apenas que ficamos mais aplicados e menos propensos a nos esgotar mentalmente: também retemos menos gordura corporal.

Se você ficou curioso, vou explicar o mecanismo pelo qual o organismo retém gordura corporal em reação a situações estressantes. Primeiro, você se depara com um acontecimento gerador de estresse que inunda seu corpo de cortisol, o hormônio do estresse, e essa abundância de cortisol provoca uma onda de glicose (energia), a fim de que seu organismo se arme de recursos para enfrentar a fonte de estresse.

Durante a maior parte da História, o ser humano fez bom uso da glicose; as ameaças que ativavam a reação de luta-fuga eram reais, pertinentes, não estávamos sentados produzindo cortisol por causa de um tuíte. O organismo consumia completamente a glicose fornecida a partir do estresse.

Hoje em dia, o estresse crônico se acumula dentro de nós tal como num tambor pressurizado, e a taxa glicêmica aumenta em resposta. Se o organismo não faz uso da glicose, o nível de açúcar no sangue se eleva, assim como o de insulina – insulina é o hormônio que possibilita a transformação de glicose na energia que o organismo entende necessitar. Com níveis de açúcar[33] e de insulina mais altos no sangue, o organismo passa a produzir um hormônio da fome chamado grelina, que nos induz a comer mais e ganhar massa.

O estresse deflagra uma reação em cadeia; é o primeiro dominó numa grande fileira que termina com a gente comendo mais e armazenando mais gordura corporal. A longo prazo, níveis de estresse cronicamente elevados – e de glicose e insulina – não apenas provocam ganho de massa, mas também aumentam o risco de desenvolver diabetes e resistência à insulina. Ansiedade, depressão e insônia são todos sintomas correlacionados com a produção excessiva de insulina.[34]

Se você possui algumas gordurinhas que não vão embora de jeito nenhum, mesmo se alimentando bem e fazendo bastante exercício, especialmente se elas se localizarem na região média do corpo, pode ser que o problema esteja no estresse.*

---

* Curiosamente, nem todo mundo come a mais em reação ao estresse. Durante períodos estressantes, 40% das pessoas tendem a comer em maior quantidade, 20%, a comer a mesma quantia de sempre, e 40%, a comer menos.[35] Aquelas que já têm um pouco mais de massa são mais propensas a comer mais – o motivo, segundo pesquisas, talvez seja que a *própria* gordura abdominal produza hormônios do estresse.[36]

Seja como for, ainda que você coma menos em épocas de estresse, a qualidade do que ingere provavelmente vai mudar. Estudos demonstram[37] que nos períodos de intenso estresse nós ingerimos mais *comfort food* – chocolate, salgadinhos, bolos e tortas – e menos alimentos saudáveis, como frutas frescas, legumes e carnes não processadas. Quando, além de estressados, estamos também tristes,[38] ficamos propensos a comer alimentos mais doces e gordurosos, o que pesquisadores chamam de "recompensa hedônica".

Disso pode nascer um ciclo de estresse, já que açúcar refinado, alimentos pobres em fibras e farinhas brancas elevam as taxas de cortisol, da mesma forma que a cafeína.

Ainda bem para nós que a relação entre estresse e alimento é de via dupla. O estresse influencia o que comemos e como comemos, **porém o que comemos também influencia o nível de estresse**.

É possível se alimentar de modo a desestimular o estresse no organismo. Carboidratos complexos – grãos integrais, frutas frescas, verduras e legumes, nozes, sementes e leguminosas – reduzem ativamente os níveis de cortisol ao mesmo tempo que induzem a produção de serotonina, a molécula da felicidade. De acordo com Henry Emmons,[39] autor de *The Chemistry of Calm*, açúcar e carboidratos refinados, para além de causarem a produção de cortisol, podem fazer incorrer num ciclo vicioso na medida em que estrangulam "a capacidade de ambos os hormônios envolvidos e das células de processar o açúcar, [o que] com o tempo compromete a capacidade de produzir energia, lançando um sinal à glândula suprarrenal para continuar emitindo hormônios de estresse".

E o que isso tudo quer dizer? Basicamente, os alimentos benéficos aos níveis de estresse têm uma característica em comum: são alimentos nutritivos que não são produzidos em massa nem ultraprocessados numa fábrica. Nós digerimos aqueles carboidratos complexos mais devagar, de maneira que o sangue não é inundado de glicose de uma só vez. Alcançamos maior calma comendo alimentos que dão na terra – como faziam nossos ancestrais há 200 mil anos.

Se você sente um forte desejo por alimentos processados, talvez seja um sinal revelador de que ainda não controlou completamente seu estresse crônico.

Atenha-se ao que está funcionando

Se vivemos e agimos em harmonia com nossa biologia, começamos a nos sentir mais calmos. Viver em congruência com a maneira como estamos programados para prosperar pode significar, entre outras coisas, um afastamento dos superestímulos digitais, a introdução de mais movimentos no dia a dia, a interação com pessoas que nos interessam, a prática de meditação e a ingestão de alimentos de digestão lenta que forneçam ao organismo uma energia duradoura.

Sugeri muitas ideias neste capítulo, e é possível que, se tentar colocar em prática todas de uma vez, você acabe tendo o olho maior que a barriga. Comece com uma mudança menor, mais simples, talvez duas – pode ser aquela ou aquelas que o deixaram mais entusiasmado. Então, tente perceber os hábitos que dão melhores resultados e que promovem calma e apoie-se neles, descartando aqueles que não funcionam para você.

Pode ser que você se surpreenda com as técnicas que vão se provar as mais propícias – foi assim comigo. Alguns dos avanços mais significativos que fiz na direção da calma aconteceram depois que passei a consumir menos alimentos processados. Para mim, um consumidor ávido de irresistíveis comidas para viagem, o grau em que uma alimentação mais saudável afetou a minha sensibilidade para a calma foi uma surpresa e ao mesmo tempo um alerta. Desde que me entendo por gente, a comida tem sido tanto um prazer nos melhores momentos quanto, nos piores, um refúgio no qual eu me escondia para atenuar qualquer ansiedade. A maioria das pessoas tem esses refúgios para evitar sentimentos desconfortáveis, porém eles não passam de fontes autoimpostas de estresse que apenas distraem a mente das *outras* fontes de estresse. Os refúgios variam: comer em excesso (foi o meu caso durante a maior parte da vida), comprar por impulso, usar drogas (incluindo álcool, maconha e mesmo cafeína), jogar videogames (incluindo jogos toscos como Subway Surfers), ou voltar a atenção para distrações digitais como sites de notícias ou redes sociais, para trocar uma forma de estresse por outra.

Algumas dessas atividades podem ser fonte de diversão e entretenimento, mesmo quando nos perdemos nelas intencionalmente. Não tem problema se permitir uma "noite da dopamina" de vez em quando, para abraçar seus hábitos dopaminérgicos favoritos. No entanto, ao usar esses hábitos para se proteger das emoções negativas da vida, é preciso ter em mente que o estresse estará à espreita na outra margem do prazer. No meio-tempo, os refúgios ainda podem *somar* estresse ao que já existe.

Se você se entrega a esses prazeres despercebidamente e com frequência, tente tomar consciência dos fatores que deflagram seus impulsos, que podem ser a presença de determinadas pessoas, algumas emoções em particular (como tédio, solidão ou inveja), a hora do dia ou um comportamento precedente. Eu geralmente comia distraidamente e em excesso quando estava estressado com questões de trabalho – o que me fazia desejar alimentos não saudáveis e me refugiar na comida. Tente se conscientizar também das narrativas que você conta a si mesmo nesse processo, e interpele as que sejam duras demais ou potencialmente falsas.

Se você armazenar um delicado copo de cristal no congelador por uma semana e então tirá-lo e enchê-lo com água quente, ele muito provavelmente quebrará; acontece algo similar quando você vive alternando entre períodos de intenso estresse e de intensa autocomplacência.

Felizmente, se se dedicar às estratégias mencionadas neste capítulo, vai perceber a sua energia aumentar de maneira constante. Algumas delas podem até lhe servir como "hábitos fundamentais"; um hábito fundamental é aquela primeira peça que provoca um efeito dominó.

Eu, por exemplo, tenho na meditação um atalho para reduzir o meu nível de estimulação, o que faz com que me distraia com menos frequência, o que, por sua vez, me proporciona mais tempo para fazer exercícios e ler, atividades que me deixam ainda mais calmo. Você talvez encontre algo similar na prática de exercícios aeróbicos, na leitura de livros de não ficção, bebendo chá verde em vez de café ou seguindo um ritual do sono.

Os hábitos não existem isoladamente: são todos interconectados.

Preste atenção naqueles que o induzem à calma, as atividades analógicas que têm a ver com você, mas que você abandonou para passar mais e mais horas no mundo digital. Inclua mais dessas atividades em sua vida.

Como veremos no próximo capítulo, o tempo dedicado a elas será mais do que compensado.

Capítulo 8

Calma e produtividade

Carrega a marca do sucesso o homem que tenha passado um dia inteiro à margem de um rio e não sinta a menor culpa por isso.
Anônimo

Cadeiras da IKEA

Se tivesse que escolher uma única coisa que eu adoro e que as pessoas não suportam (sem contar a leitura de artigos científicos), seria montar móveis da IKEA. Para mim, o processo de dar forma a qualquer objeto fabricado pela empresa sueca é extremamente satisfatório; simplesmente há algo de prazeroso em seguir metodicamente as instruções e testemunhar um guarda-roupa ou armário ganhando vida diante dos meus olhos. O processo é simples, não requer grandes pensamentos e mesmo assim, ao final, surge um objeto que você pode ver, tocar e usar. O feedback é imediato – quanto mais próximo da conclusão, mais a peça adquire cara de objeto – e o trabalho é intensamente tátil, totalmente diferente do meu ganha-pão (estou desconsiderando teclados mecânicos aqui).

Por um golpe do destino, pouco antes de embarcar na aventura que culminou neste livro, minha esposa e eu encomendamos umas cadeiras da IKEA para a cozinha.

Infelizmente para mim, elas chegaram em um dia útil, e eu iria viajar a trabalho no final de semana seguinte. Na posição de diretor executivo de montagem de mobília lá em casa, incapaz de resistir à tentação dupla de ter cadeiras novas e montar um item fresquinho da IKEA, decidi montá-las logo após o almoço. Minha tarde seria tranquila, e eu tinha concluído uma boa parte do trabalho pela manhã; além disso, imaginei que o processo inteiro não duraria mais do que umas poucas horas e que a atividade seria uma pausa divertida no expediente, uma distração saudável.

Numa coisa acertei: a montagem das cadeiras demorou poucas horas. No entanto, o prazer em montá-las passou longe. Explico: a montagem em si foi satisfatória como de costume; o que eu não previ quando decidi me entregar à atividade foi o que se daria com a minha mente, o tamanho da culpa que me acometeria por abandonar o trabalho.

Imediatamente após me sentar ao lado das seis caixas, comecei a pensar no custo de oportunidade do meu tempo, isto é, em todas as outras atividades "melhores" que poderia estar fazendo: poderia estar escrevendo artigos, poderia estar preparando palestras, poderia estar prestando auxílio aos meus clientes de consultoria. Para piorar, a culpa por me afastar dos superestímulos bateu forte; os e-mails estavam se acumulando, assim como as mensagens nas redes sociais, e ainda havia as métricas dos meus produtos as quais eu não tinha conferido. Mais do que ansioso e agitado, naquele momento fui atingido pela sensação de estar me dedicando à atividade mais errada possível, o que inundou minha mente de questionamentos e pensamentos negativos.

Alguns fatos se destacam quando olho em retrospectiva para este pequeno episódio de culpa. O primeiro é o incômodo que senti fazendo a atividade, a qual transcorreu num nível de estimulação mais baixo do que o restante do meu dia. Outro é a culpa por ter me desvinculado da mentalidade de realização: eu teria aproveitado bem mais a montagem das cadeiras se o tivesse feito no final de semana ou fora das horas de produtividade. Mesma tarefa, perspectivas diferentes.

Também não consegui estar presente, aplicar minha concentração à atividade, o que me impediu de recarregar as baterias. Por fim, lembro que cometi vários erros – um deles nas seis cadeiras, e por isso tive de voltar vários passos, tornando o processo inteiro mais demorado.

A tarefa levou mais tempo do que deveria porque não consegui me dissociar da situação para refletir e me dedicar à calma naquele instante. A ansiedade prejudicou minha atenção, minha concentração e meu prazer no projeto, ao passo que o esgotamento provavelmente contribuiu para que eu não conseguisse me comprometer com a atividade. Minha produtividade foi coibida, desnecessariamente, por minha mente ansiosa.

Menos produtividade

Vamos dar uma de nerds aqui e explorar uma ideia que eu pessoalmente acho fascinante e que talvez ofereça a você certa paz de espírito para cultivar a calma: a dedicação à calma aumenta a produtividade.

O melhor conselho de produtividade certamente é aquele que gera resultados em termos de tempo ganho e de tarefas executadas. No entanto, muitas vezes falta uma parte crucial na fotografia da produtividade que ele retrata. A maioria dos conselhos de produtividade destaca as diversas maneiras possíveis de produzir mais; porém esse foco nos faz deixar de pensar nas *razões por que estamos produzindo menos do que somos capazes*. É necessário identificar os inibidores de produtividade.

Digamos que o seu objetivo é se tornar tão produtivo quanto possível no trabalho. Sendo assim, você deveria buscar conselhos que observem as duas categorias. Para começar, deveria priorizar estratégias que tornem o trabalho mais racional e intencional, e com foco no que é mais relevante. Trata-se de um conselho satisfatório de seguir porque seus resultados são imediatos. Estratégias como planejar a semana, alimentar uma lista de afazeres e recusar trabalhos desimportantes se mostram úteis desde o ponto de partida. Ao notar que funcionam, você fica propenso a se manter fiel a elas.

A segunda categoria de conselho é mais difícil de dominar, e bastante negligenciada, porém igualmente fundamental para quem se importa com sua taxa de produtividade. Para além das maneiras de produzir mais, você deve se ocupar dos motivos pelos quais vem produzindo abaixo de sua capacidade. Isso implica atentar para variáveis que limitam o desempenho sem que você se dê conta. Entre os fatores que coíbem o tanto que você produz, estão muitas das hipóteses trazidas neste livro, como:

- quando está esgotado em decorrência do estresse crônico, você não consegue se aplicar na tarefa à mão;
- funcionar num nível de estimulação incrivelmente alto pode acabar fazendo com que você procrastine mais e perca mais tempo, já que, quando for trabalhar em uma tarefa essencial, precisará passar de um nível de estimulação alto para um baixo;
- estar constantemente empenhado em realizar mais e mais pode fazer com que você se torne extremamente dependente da dopamina, o que reduz sua capacidade de se manter intensamente atento;
- passar um tempo excessivo na frente de telas pode multiplicar as fontes de estresse crônico oculto;
- pensamentos ansiosos podem obscurecer a sua faculdade de avaliação assim como distrair a mente das coisas mais importantes, como elaborar projetos, gerar ideias e ponderar metas;
- pensar continuamente no custo de oportunidade do seu tempo pode impedi-lo de se ancorar no instante presente.

Esses são alguns dos muitos fatores que você dificilmente resolverá com algum atalho de produtividade e os quais, se negligenciados, vão torná-lo menos calmo, mais ansioso e menos produtivo.

Ansiedade e produtividade

Com isso em mente, vamos mensurar o quão menos nós realizamos quando nos encontramos num estado de ansiedade.

Por todas as razões que acabei de mencionar, este livro tem sido sobre produtividade tanto quanto sobre calma. O primeiro tipo de conselho sobre produtividade – que nos permite trabalhar de maneira mais inteligente – é empolgante e nos faz produzir mais, principalmente no início; entretanto, ao darmos importância excessiva a tal categoria de conselho e negligenciarmos a remediação dos déficits de produtividade, esta pode acabar se mostrando menor do que gostaríamos, especialmente se, com o avançar do tempo, não formos capazes de vigiar a quantidade de combustível – mental, emocional e mesmo espiritual – que ainda temos no tanque.

Se você tem dúvidas sobre o tamanho do estrago que um estado mental de ansiedade pode provocar no desempenho cognitivo, não precisa acreditar em mim: provavelmente existem muitos exemplos em sua própria vida que ilustram o fenômeno. Tente lembrar da última vez que precisou falar para um grande grupo de pessoas (caso você seja do tipo que fica nervoso nessas ocasiões); é possível que a situação tenha dado nos seus nervos:[1] falar em público está par a par com a morte entre os medos mais populares.

Agora tente lembrar o estado mental em que sua mente se encontrava imediatamente antes da palestra: Sua atenção estava afiada, ou havia em sua mente uma barricada de pensamentos negativos que sufocava o seu foco? Você estava se sentindo apto a processar mentalmente muitas informações de uma vez – e sustentar conversas com as pessoas ao redor – ou não conseguia parar de se preocupar com o que iria dizer? Digamos que, antes de você subir ao palco, alguém houvesse lhe pedido para revisar um documento que requeresse grande atenção; você estaria em condições de aplicar sua plena atenção à leitura?

Já durante a palestra, você a processou completamente? Lembra do que falou?

Talvez você seja sortudo e não tenha palestrado para grandes grupos de pessoas, ou então já se apresentou para tantos deles que se desprendeu dos ansiosos padrões mentais que a situação dispara. Se assim for, lembre-se da última vez que viajou de avião e passou por um episódio de turbulência. Se por acaso estava lendo um livro, precisou reler algumas vezes uma determinada passagem? Se estava ouvindo um podcast ou assistindo a um filme, teve de voltar um trecho ou ao menos preencher mentalmente as lacunas devido à parte que perdeu?

São todos exemplos de situações em que a ansiedade prejudica o desempenho cognitivo. Se você costuma ser acometido pela ansiedade – mesmo que seja uma ansiedade subclínica –, é provável que ela limite a sua produtividade de maneiras que você ainda não enxerga. O seu cérebro, deduzo (espero!), não sofre tanta pane nas tarefas do dia a dia quanto em situações como falar em público, passar por uma turbulência no avião ou perder de vista o filho pequeno numa loja de departamento, porém tais situações extremas ilustram bem o fato de que a ansiedade prejudica a atenção e a produtividade sem que percebamos.

E não percebemos com tanta clareza essa queda no desempenho justo – ironicamente – porque a ansiedade demanda uma grande atenção para ela própria.

Ansiedade e atenção

A capacidade de memória operacional – que gosto de chamar de "espaço atencional" – é uma medida cognitiva que nos serve de suporte em praticamente qualquer atividade. Trata-se da memória imediata, que retém as informações enquanto processamos e raciocinamos sobre os fatos a cada instante. Quanto maior é o espaço mental à disposição, mais profundos são os pensamentos, mais são os dados processados e, assim, melhor é o desempenho. Um espaço atencional mais amplo, além disso, beneficia a disposição para refletir sobre os acontecimentos da vida. A memória operacional contribui fartamente para o desempenho mental:[2] facilita o planejamento, a compreensibilidade, o raciocínio, a solução de problemas, e demais funções críticas.

Cientistas descobriram há muito que somos menos produtivos à medida que ficamos mais ansiosos – uma relação estudada por mais de meio século. Como sintetizou uma metanálise conduzida por Tim Moran, "é de amplo conhecimento hoje que déficits cognitivos são um importante componente da ansiedade"[3]. É ponto pacífico atualmente que a ansiedade prejudica de inúmeras maneiras o desempenho cognitivo. Para início de conversa, é seguro dizer que está associada a "desempenhos piores em avaliações de interpretação de texto e solução de problemas matemáticos" e até a "notas mais baixas em testes padronizados de inteligência e de aptidão geral [e] habilidades".

Os estudos sugerem a existência de um elemento comum nas quedas de desempenho:[4] a diminuição da capacidade cognitiva. A ansiedade é cognitivamente onerosa, deixa-nos com escassos recursos para pensar. Embora haja divergência entre as pesquisas quanto à dimensão do encolhimento do nosso bloco de rascunho mental causado pela ansiedade, Moran estipulou que ela diminui o espaço atencional em 16,5%.[5]

Parece pouco, porém os efeitos de uma diminuição assim podem ser profundos na prática – sem falar que esse é apenas *um* dos impactos que a ansiedade provoca nas habilidades cognitivas. Como decorrência de um espaço atencional encolhido, nós processamos menos informações a cada instante, devido à menor liberdade para raciocinar, criar, associar dados e interpretar o mundo. Talvez essa improdutividade não seja tão intensa quanto no caso de uma turbulência, mas pode chegar bem próximo disso.

A ansiedade restringe a capacidade de executar tarefas, já que consome uma atenção valiosa, prejudicando a habilidade de se fazer presente na vida. Evidentemente, um trabalho que demande mais em termos cognitivos será mais passível a qualquer volume de ansiedade. Já se o trabalho se constituir de ações repetitivas, não tão exigentes mentalmente, assim como de pouca interação com outras pessoas, uma mente ansiosa não afetará tanto o desempenho.

Contudo, são grandes as chances de este último não ser o seu caso, já que hoje em dia uma parcela significativa das pessoas tem como ganha-pão um trabalho cognitivo – trabalho realizado com a mente, e não com as mãos.

Se você realiza trabalho cognitivo, será imensamente beneficiado por uma maior capacidade de memória operacional. Também aqui não se prenda apenas à minha palavra: traga à memória tempos ou momentos em que a sua mente foi mais calma, não tão assolada por uma subcorrente de ansiedade. No dia seguinte a uma longa trilha na companhia de amigos, ou renovado após umas férias passadas longe de tudo, quão mais cristalina era a sua capacidade de raciocinar, sem os pensamentos ansiosos roubando o seu foco? Quão intensa era a sua capacidade de se dedicar de corpo e alma a uma tarefa? Com mais espaço atencional à disposição, você gestava mais ideias, se sentia mais conectado às pessoas à sua volta, se sentia suficientemente equipado de recursos para fazer um bom trabalho, para viver uma boa vida?

Um pouco de capacidade mental já ajuda muito.

Para adquirir uma noção mais exata do quanto a ansiedade pode prejudicar a capacidade mental, conversei com Tim Moran para saber como a sua visão evoluiu desde a publicação da metanálise citada, em 2016. Os números não variaram grandemente desde então, porém Moran lançou uma suposição que achei fascinante: para além da memória operacional, a ansiedade parece estar associada a algum fator que *limita o desempenho cognitivo de maneira geral*. De acordo com ele, "a razão por que a ansiedade tem relação com esse grande número de tarefas laboratoriais e com o desempenho em conjunturas do cotidiano é o fato de se relacionar a uma habilidade geral mais ampla, tal como o controle que exercemos sobre a atenção – ou mesmo a habilidade de manter a atenção aplicada diante de informações concorrentes entre si"[6].

Dito de outra maneira, a ansiedade não restringe somente a memória operacional, ela de fato restringe a mente. Independentemente do trabalho que se exerça, é necessário recuperar essa capacidade mental perdida.

A hipótese de Moran não é arbitrária; ela é moldada pelos milhares de artigos que o pesquisador investigou sobre ansiedade e desempenho cognitivo. E há pesquisas mais recentes que corroboram sua conclusão,[7] as quais sugerem justamente que, além de tomar um espaço atencional valioso, a ansiedade enfraquece o controle que exercemos sobre a atenção e ainda pode induzir a prestar mais atenção àqueles "estímulos interpretados como ameaça".

Não temos acesso apenas a uma quantidade menor de recursos mentais. Embora a ansiedade torne significativamente mais desafiador ter foco, ela também nos leva a prestar mais atenção em novas ameaças – incluindo fontes de estresse que aumentam nossa ansiedade.

Tanto o trabalho quanto a vida fora dele se beneficiam de todo potencial intelectual de que se possa lançar mão. Infelizmente para nós, a ansiedade nos subtrai de recursos mentais preciosos que são necessários para produzir melhor e viver expressivamente.

Sendo assim, o investimento em calma – em diminuir a sensação de ansiedade, por mais que isso demande tempo e energia – pode dar em retorno mais tempo do que supomos.

Apenas como exercício hipotético, vamos tentar calcular de quanto tempo exatamente estamos falando.

Recupere o tempo perdido

Devo reiterar o fato de que somos indivíduos profundamente diversos em nossa constituição, na vida que levamos e no trabalho que exercemos. Ademais, a ansiedade afeta a cada um de maneira diferente, do que decorre que o desempenho também é afetado em diferentes proporções. E isso vale especialmente para os diversos tipos de tarefa. O espaço atencional é utilizado em três principais tarefas:[8] manipular e associar *conhecimento*; processar informação *visual*; e processar informação *auditiva*. A depender de como a sua ansiedade se manifesta, o seu desempenho cognitivo será afetado de variados jeitos.

Se, quando ansioso, você tende a ser atraído para *ideias* ansiosas, a funcionalidade de sua memória operacional mais afetada será a de raciocínio geral, o que pode gerar dificuldades para pensar de modo lógico. Já se *visualiza* episódios de ansiedade do passado, talvez seja o bloco de rascunho visuoespacial de seu espaço atencional o recurso mais afetado, e você pode penar com tarefas visuais ou espaciais. Por fim, se o seu *monólogo interior* negativo sai de controle com a ansiedade, possivelmente o componente fonológico (linguístico) de seu espaço atencional será o mais prejudicado, e pode ser que você não consiga se comunicar tão eficazmente.

A partir dessas ideias, vamos tentar estimar quanto tempo economizamos sendo calmos. Para fins de ilustração, vamos admitir a hipótese – extremamente conservadora – de que a *única* limitação imposta pela ansiedade ao desempenho se dá pela redução da capacidade de memória operacional. Vamos admitir também que a relação entre memória operacional e produtividade é linear, isto é, que, para cada ponto percentual de declínio no tamanho do espaço atencional, a produtividade diária se reduz na mesma medida, que é equivalente também ao atraso resultante. Reforço que, considerando a grande dependência que temos do nosso bloco de rascunho mental, a razão aqui proposta é bastante conservadora.

Se o espaço atencional está 16,5% menor, o trabalho demorará essa mesma quantidade a mais. Trata-se de uma diferença muito mais substancial do que parece: se o trabalho a ser realizado requer 8 horas de dedicação aplicada, a nova carga será de 9 horas e 19 minutos.

Se, com o aumento da conectividade geral, você percebeu que se tornou mais atarefado do que era – porém, após alguma reflexão, concluiu que a carga de trabalho permanecia mais ou menos a mesma –, o motivo pode ser a ansiedade (e, já que a carga de trabalho é um fator que contribui criticamente para o esgotamento, o tempo extra pode afetar a sua aplicação ao trabalho também).

A ansiedade não precisa ser clínica para prejudicar o desempenho. E muito provavelmente restringe a produtividade para muito além dos 16,5%, pois a capacidade de memória operacional é apenas uma das dimensões atingidas por ela.

Dado que a calma propicia tantas coisas positivas – entre elas, o comprometimento no trabalho, que é o processo pelo qual fazemos progresso –, podemos considerá-la um ingrediente vital da produtividade, especialmente durante um período de ansiedade. Para quem se preocupa com a produtividade, os números não mentem: é mais do que necessário investir em calma.

Culpa no trabalho

Ao cultivarmos a calma, a culpa pode surgir, e por algumas razões.

Em primeiro lugar, ela pode se originar na sensação de **que não estamos fazendo um uso intencional do tempo**. Quando o grau de premeditação no trabalho não é alto, começamos a nos inquietar com o custo de oportunidade do tempo, isto é, a duvidar se estamos dedicando nosso tempo à melhor finalidade possível.

Entre as causas da culpa, essa é fácil de combater: basta investir em estratégias que possibilitem trabalhar de maneira mais deliberada. Explore o primeiro gênero de conselho de produtividade, ou seja, aquele que propicia trabalhar de forma menos árdua e mais inteligente. Determine três prioridades diárias no trabalho e em casa, se reúna com seu diretor ou gerente para definir as tarefas mais importantes e, se possível, defina um "alarme para a conscientização" (diversos relógios inteligentes possuem essa funcionalidade) para tocar de hora em hora, a fim de refletir mais frequentemente sobre suas tarefas. Você pode até ler um livro sobre produtividade, se estiver querendo viver com emoção.

Em segundo lugar, a culpa pode decorrer da sensação de que **não estamos agindo de acordo com nossos valores**. A cultura moderna desaprova a inatividade. E, uma vez introjetados os valores normais de nossa cultura – segundo os quais produtividade, execução e progresso constante são mais importantes do que praticamente todo o resto –, a culpa pode surgir em quem decide cultivar a calma para se tornar menos sobrecarregado. Afinal de contas, é o contrário de trabalhar duro.

A maioria das pessoas se preocupa em alguma medida com a produtividade; se você é uma delas, note que há duas razões principais que explicam por que esse tipo de culpa é inapropriado:

1. é comum subestimarmos o papel da calma na conquista dos objetivos; e
2. nós somos incrivelmente ruins em medir a própria produtividade.

Resvalamos no primeiro ponto na última seção. Partindo do pressuposto de que você é acometido por um nível médio de ansiedade (subclínica), deve levar 9 horas e 19 minutos para executar um trabalho equivalente a 8 horas. Ou seja, se o seu expediente é de 8 horas, será preciso ficar no escritório até mais tarde, permanecer conectado durante a noite e trabalhar algumas horas aos finais de semana ou nas férias para não ficar para trás. Essa conduta pode resultar em uma espiral negativa de energia que vai culminar na formação de ainda mais estresse crônico – sem falar que o tempo passado no trabalho será menos agradável. Dopamina gera dopamina, estímulo gera estímulo e ansiedade gera ansiedade.

Evidentemente, no trabalho, o tamanho do espaço atencional é apenas uma das medições que fazem diferença; embora ela seja importante e explique como a ansiedade atravanca a mente, prejudicando a memória e a capacidade de processar informações, há outros fatores em jogo. Ao mesmo tempo que encolhe o espaço atencional, a ansiedade converge a atenção para coisas menos importantes. É o caso, em especial, dos objetos de atenção mais negativos ou ameaçadores que surgem no caminho. Incorporado à ansiedade está um fenômeno que os cientistas chamam de "viés de ameaça",[9] o qual, como você deve ter deduzido, acende o nosso alerta para qualquer elemento ameaçador que possa existir no ambiente – inclusive notícias negativas e os pensamentos catastróficos em nossa cabeça.

Afora isso, a ansiedade tem outros meios de nos fazer menos produtivos. A mentalidade de mais e a superestimulação fazem com que nossos hábitos girem em torno da dopamina, de modo que passamos a sentir necessidade das distrações. A ansiedade prejudica o comprometimento e ainda conduz ao esgotamento. Com a superestimulação, alçamos voo numa altitude de estimulação muito maior do que a ideal – sendo que a maioria das tarefas produtivas transcorre num nível de estimulação baixo.

Assim, consideradas as inúmeras maneiras como a ansiedade restringe o desempenho, deduz-se que um trabalho de 8 horas possa levar bem mais do que 9 horas e 30 minutos para ser realizado.

Utilizando os números calculados na última seção – que se mostram ainda mais conservadores após a contabilização dos demais efeitos da ansiedade –, torna-se óbvia a importância do papel da calma em derrubar as barreiras da produtividade. É possível até mesmo calcular uma espécie de "ponto de equilíbrio", após o qual continuar investindo em calma deixa de valer a pena. Suponhamos que, devido àqueles efeitos adicionais – menos comprometimento, capacidade cognitiva prejudicada, mais estimulações, monólogos interiores descontrolados, menor capacidade de se fazer presente –, seu trabalho leve 25 minutos adicionais por dia, além da 1 hora e 19 minutos que já perdeu. A real quantia de tempo que perdemos tende a ser muito mais substancial, mas sejamos conservadores mais uma vez para que o valor obtido faça sentido para a maioria de nós. Somando os 25 minutos ao tempo perdido em decorrência do encolhimento do bloco de rascunho mental, chegamos a um montante de *1 hora e 45 minutos* ocasionado por um trabalho menos efetivo devido ao estado de ansiedade.

Visto por outro ângulo, isso significa que, no caso de um trabalho cognitivo, temos quase 2 horas por dia para investir em calma antes de sequer cogitar se estamos sendo menos produtivos ou não.

Nem preciso dizer que você não vai ter de gastar esse tempo todo com a sua calma a cada dia. A maioria das táticas contidas neste livro – seja confrontar o estresse crônico, exercitar o ato de estar presente ou controlar os superestímulos – foi pensada para ocupar pouquíssimo tempo, se é que algum. Táticas como o jejum de dopamina podem fazer você economizar tempo desde a partida. Quase todas as táticas que requerem investimento de tempo pertencem ao capítulo anterior.

A moral da história da ansiedade é bem simples: se você se importa com a produtividade, deve se dedicar a superar a ansiedade e alcançar a calma. O cultivo da calma propicia o incremento da capacidade produtiva.

Melhor dizendo: você não tem nenhum motivo para se sentir culpado por investir esse tempo, por mais que fique tentado a pensar em todas as tarefas mais "produtivas" que poderia estar fazendo. Quando muito, é justamente o contrário: você deveria se sentir culpado por *não* investir em calma, dado o tanto que ela melhorará a sua produtividade.

· · ·

Há uma dura verdade quanto a investir nas estratégias deste livro: mesmo após compreender, logicamente, que elas farão de você muito mais produtivo, é possível que você *ainda assim* se sinta culpado por gastar tempo com elas. Eu me senti, pelo menos no início.

Quando a culpa surgir, deliberadamente lembre a si mesmo o quão mais produtivo você está se tornando por investir em calma, ainda que não se dê conta. Então, aproveite a oportunidade para refletir sobre a culpa remanescente.

É uma ótima oportunidade também para refletir sobre como você está medindo a sua produtividade em primeiro lugar.

O viés de sobrecarga

É difícil mensurar a produtividade. De maneira geral, quanto mais exigente em termos cognitivos for o trabalho, mais complicado será medi-la. Se o trabalho é mentalmente exigente e complexo, aquilo que produzimos com nosso tempo, nossa atenção e nossa energia tende a ser igualmente complexo.

Pense na época em que a maioria das pessoas trabalhava em linhas de produção nas fábricas. O trabalho era simples e repetitivo, e a medida da produtividade ao fim do dia era bastante objetiva; quanto mais itens eram produzidos pelo trabalho equivalente a um dia, mais produtivos eram os operários. Em um expediente de oito horas, estes eram mais produtivos quando fabricavam oito itens do que quando fabricavam quatro. A relação entre a quantidade produzida e a produtividade pessoal era direta.

No trabalho cognitivo, os números do rendimento não determinam a produtividade.

Se você escreve um relatório de 1.600 palavras, pode se sentir quatro vezes mais produtivo do que se escreve um de 400. Mas e se o relatório de 400 palavras provocar mais mudanças concretas em sua empresa? E se ele for mais eloquente, mais comunicativo, ao mesmo tempo que economiza o tempo de seus colegas?

Eis outra ideia sobre a culpa na qual vale pensar. A escrita de qual destes dois relatórios *faz você se sentir mais produtivo*: o de 1.600 palavras ou o de 400?

Se mensurar o trabalho pelo método costumeiro, você provavelmente vai concluir que foi aquele que exigiu mais esforço ou mais tempo – e não o que efetivamente fez diferença ou se mostrou mais útil.

São narrativas assim que usamos para nos autoconvencer quando o assunto é nossa produtividade. Em certa medida, ainda entendemos rendimento e energia despendida e produtividade como equivalentes – muito embora a ligação entre rendimento, esforço e produtividade tenha sido rompida no trabalho cognitivo.

Em sua maioria, as pessoas não se preocupam tanto em mensurar a própria produtividade, porém, considerando o enorme tempo que gastamos trabalhando – ou então tentando concluir aquilo que começamos, sem sermos obstáculos para nós mesmos –, vale a pena perguntar: **Qual é o melhor jeito de medir a produtividade?**

Da mesma forma que temos maneiras de determinar em algum grau se um dia transcorreu bem (maneiras subconscientes, normalmente), podemos mensurar o quão produtivos nós somos.

Por nos sentirmos quase sempre atarefados ou no limite, ficamos propensos a nos fixar nos indícios mais óbvios de que fomos produtivos num determinado dia: o quão duro trabalhamos, o quanto de esforço bruto dedicamos para realizar as tarefas. Se os sinais indicam que nos mantivemos ocupados, a culpa se esvai. Já se recapitulamos um dia com menos atividade, a culpa devora a alma – ainda que tenhamos realizado mais nesse dia deliberado e tranquilo do que em dias cheios de distrações estimulantes.

Contabilizar o quão duro damos no trabalho não é necessariamente ruim – há medidas de produtividade muito piores. Isso dito, o ímpeto de medir assim o trabalho tende a falhar quando esse trabalho é cognitivo, ainda mais se o foco absoluto na energia despendida nos impede de recarregar as baterias, ou então nos obriga a trabalhar durante um tempo que deveria ser reservado a refletir sobre projetos e ideias. Uma sobrecarga cega produz estresse crônico, como dissemos no Capítulo 2.

Também provoca escassez de ideias. Se você é um executivo ocupado, tirar uma parte da tarde para dar uma volta no parque pode parecer um gesto improdutivo quando visto de fora; contudo, se ao fazer isso você atinar uma solução brilhante que gere para a empresa uma contribuição maior do que se passasse uma *década* respondendo e-mails, terá sido um dos tempos mais bem aproveitados de sua vida. Você vai ter a *sensação* de estar sendo menos produtivo, mas na verdade estará cheio de calma e de disposição e terá percebido um caminho para realizar uma transformação mais substancial. Ou então, caso você seja um programador, é possível que, trabalhando menos horas e tirando mais intervalos para pensar dispersamente sobre os problemas com os quais está lindando, você *economize* tempo ao final. Se é um assistente administrativo, manter-se num pico de estimulação mais baixo talvez gere a sensação de improdutividade, porém pode ser também que, planando numa altitude mais confortável, você avance em mais projetos.

Uma mente calma é uma mente propositada, e uma mente propositada é uma mente produtiva. Se você se vê constantemente obrigado a "correr", provavelmente está negligenciando oportunidades promissoras de tornar o seu trabalho mais inteligente, as quais passam inclusive pelo investimento na automação de certos procedimentos e na promoção da calma.

A chave para medir a produtividade é ponderar as realizações. Como a culpa relacionada à calma advém do fato de que, com a diminuição da sobrecarga, nós *sentimos* que estamos fazendo menos progresso, precisamos deliberadamente trazer à memória os frutos gerados por nossos esforços. Para combater a tendência a mirar os indicadores errados que mostram se um dia foi produtivo ou não – o quão duro demos, a quantidade de e-mails por responder, o nível de esgotamento –, é essencial fornecer à mente informações concretas dos resultados que nosso tempo de trabalho produziu. Afinal, é inteiramente possível trabalhar duro, zerar a caixa de entrada e se sentir extenuado e ainda assim não avançar em nenhum projeto importante.

É preciso monitorar cada uma e todas as realizações, especialmente conforme a calma aumenta, a sobrecarga diminui e a produtividade cresce.*

Técnicas para a culpa

Quase todos nós queremos ser mais produtivos e competentes. No entanto, na prática, ao avaliar a produtividade, a mente se volta mais para a sobrecarga e o dispêndio de energia do que para a capacidade de se fazer presente e avaliar quão produtivos nós somos. Felizmente, existem maneiras de combater essa tendência. Ao colocá-las em prática, tomamos consciência do quanto já concretizamos e amenizamos a culpa, enquanto ainda cultivamos a calma.

Superar a culpa envolve refletir sobre o que realizamos, pois isso permite avaliar o dia a dia analiticamente, e não de forma reflexiva ou julgadora. Somos portadores de um viés mental, conhecido como "efeito Zeigarnik"[10] (cunhado em homenagem ao psicólogo Bluma Zeigarnik), que nos induz a lembrar sobremaneira dos compromissos

---

* É necessário ressaltar que, no ambiente corporativo, parecer pouco sobrecarregado aos olhos dos colegas significa parecer pouco produtivo também. Se somos péssimos em mensurar a própria produtividade, os outros são igualmente ruins em medir o quão produtivos nós somos. Como escreveu o poeta francês Pierre Reverdy, "não existe amor. Existem [apenas] provas de amor". Poderíamos dizer o mesmo sobre a produtividade. No mundo ideal, seríamos avaliados no trabalho pelo tanto que somos capazes de executar. Seja como for, em alguns casos talvez seja válido pensar no quão produtivo você aparenta ser, e não só no quanto é de fato. Atente-se para as provas de produtividade que você dá.

pendentes, muito mais do que das tarefas concluídas – no momento, a bagunça no armário do quarto pode pesar mais em nossa mente do que todas as conquistas da vida somadas.

Eis algumas estratégias que para mim se mostraram úteis:

- **Faça uma lista das realizações diárias.** Conforme cada dia avança, escreva todas as tarefas que você conseguiu concluir. Já mencionei esta tática algumas vezes, e por uma boa razão: devido ao efeito Zeigarnik, nós rapidamente esquecemos as vitórias cotidianas. Ao fim do dia, repasse os itens que anotou, para lembrar a si mesmo das tarefas concluídas, sempre tão desprezadas. Em geral, as pessoas concluem mais tarefas do que imaginam. Esta tática é especialmente útil naqueles dias (ou semanas) em que você tem a sensação de que nada está caminhando.
- **Faça também uma lista das realizações de longo prazo.** Além da lista de realizações diárias, tenho no computador um arquivo, criado em 2012, no qual anoto as conquistas e os marcos que alcancei na vida e no trabalho – desde datas comemorativas até projetos de trabalho entregues, passando por metas batidas com meus produtos. Cada ano contém mais ou menos 15 ou 20 marcos ou realizações, e é revigorante recapitular a lista no início de cada mês.
- **Se tem uma lista de afazeres ou faz uso de algum aplicativo de gestão de tarefas, recapitule ao fim de cada dia o que você concluiu.** O que você faz com a lista de afazeres quando o dia acaba? Talvez seja o mesmo que eu fazia antes deste projeto: ou você a amassa, caso ela seja analógica, ou abandona as tarefas concluídas no aplicativo digital para que elas evaporem no éter digital. Não abra mão de revisar todos os itens riscados ao fim de cada dia. E não tenha qualquer pudor em acrescentar à lista itens que você não havia planejado

concluir; é ótima a sensação de inserir uma linha na lista apenas para riscá-la na sequência (não é porque não foi premeditada que aquela vitória não aconteceu).

- **Separe alguns minutos para registrar o dia que passou.** Ao final do dia, marque alguns minutos no timer para repassar o dia: o que você conseguiu concluir, o seu nível de propósito no trabalho, o que deu certo, o que você poderia fazer melhor da próxima vez, inclusive para ser mais gentil consigo mesmo no trabalho. Tenha em mente que este exercício é mais uma oportunidade para refletir sobre o que transcorreu bem do que para se martirizar sobre o que precisa mudar. Ele é excelente de se fazer antes de sair do modo de produtividade.

Essas táticas talvez lhe mostrem que você é mais produtivo do que supõe, ainda mais se não ocupar seus dias com tarefas sem sentido.

Ao praticá-las, lembre-se de observar a sua capacidade de realizar tarefas antes e depois de investir em calma.

Investir em calma ajuda você a se tornar menos sobrecarregado e, ao mesmo tempo, mais zeloso, ponderado e propositado. Nesse sentido, a calma pode expandir a sua capacidade de terminar as tarefas. Para afastar de vez a culpa relacionada à calma, pondere sobre a diferença que esta faz no seu dia. Retratos mentais do tipo antes-e-depois podem ajudar a solidificar os novos hábitos.

Como humanos que somos, a despeito de um cérebro de 200 mil anos, possuímos incontáveis habilidades: lógica, raciocínio, criatividade. Infelizmente, porém, mensurar com precisão a produtividade não é uma delas.

Contrapese a produtividade

Não foi por outra razão que embarquei na jornada que culminou neste livro senão para superar a minha própria ansiedade. Eu me sentia ansioso, inquieto, pouco confortável em minha mente, e sabia que algo precisava mudar. Além disso, se a proposta de produtividade em que eu havia me investido estava prestes a me provocar um esgotamento, ela simplesmente não funcionava. Apesar de a produtividade ser um tema de grande interesse para mim – quem não quer realizar mais daquilo que quer realizar? –, se eu não conseguisse evitar a ansiedade e o esgotamento, talvez a coisa não valesse a pena.

Porém, no deslocamento pelo espectro da ansiedade até a calma, fui acometido por uma ideia muito inusitada. Ao não investir em calma ao mesmo tempo que investia em produtividade, estava ignorando uma parte crítica do retrato da produtividade, o ingrediente que possibilitaria que meu trabalho e minha vida fossem sustentáveis, significativos e prazerosos a longo prazo.

Não se trata apenas de que a ansiedade nos torna *menos* produtivos, mas também de que a calma nos torna *mais* produtivos. Pense no imperturbável líder que toma decisões difíceis e altruístas sob grande pressão; no jornalista que escreve uma notícia urgente de 500 palavras em menos de 30 minutos, sem perder a coesão; no médico que tranquiliza os pacientes só de entrar no consultório. Quando o assunto é produtividade, a calma faz diferença.

Ela é um ingrediente que nos auxilia a realizar mais daquilo que queremos realizar. Em um ambiente ansioso, somos mais produtivos quando assumimos em relação ao trabalho uma postura de calma deliberada, quando nos fazemos presentes, concentrados, resilientes às distrações. À medida que nos estabelecemos em um nível de estimulação mais baixo, o foco vem fácil, sem esforço. E, investindo na capacidade de nos fazer presentes, não só nos desgarramos do esgotamento como nos tornamos mais comprometidos no processo. Aproveitamos mais o trabalho e a vida enquanto realizamos mais das tarefas primordiais.

Movidos a dopamina e estresse, nós nos sentimos produtivos, mas, como discutimos antes, trata-se de uma miragem de produtividade. Não é difícil enxergar que os valores mais caros à nossa cultura

– acumulação, consumismo, uma propensão geral a adquirir *mais* – podem se mostrar antagônicos à calma, especialmente a longo prazo.

O primeiro tipo de conselho de produtividade – que faz trabalhar de modo mais inteligente – é importante, porém, em um mundo ansioso e repleto de estresse crônico e distrações dopaminérgicas, a calma é tão fundamental quanto.

• • •

Há certa qualidade tranquilizadora no gesto de devotar a uma única coisa a sua plena capacidade de se fazer presente – uma sensação de imersão, de ser o próprio objeto com o qual está envolvido. Você já não está batendo o martelo contra um prego simplesmente: o martelo passa a ser parte do seu corpo, uma extensão da sua mão. Ao escrever uma carta com uma caneta esferográfica, a caneta se torna um recipiente que permite avocê canalizar seus pensamentos conforme em seu cérebro as sinapses cerebrais faíscam de modo a converter ideias em micromovimentos absolutamente precisos na pequena bola metálica da ponta da caneta.

Por mais inusitado que pareça, a produtividade, em seu melhor, pode ser quase *meditativa*, na medida em que se constitui de um conjunto de práticas que nos envolvem plenamente no que quer que estejamos fazendo no instante presente. Uma vez que nos tornemos capazes de nos fazer completa e profundamente presentes nas tarefas que pretendemos realizar – capazes de aplicar todo o nosso tempo, toda a nossa atenção e a nossa energia a elas –, a produtividade deixa de ser uma preocupação.

A calma melhora a produtividade a tal ponto que vale a pena se dedicar à primeira por si mesma – mesmo para quem não é uma pessoa ansiosa. A habilidade de se fazer presente que a calma nutre sem dúvida vale o tempo investido, ainda mais considerando ser uma habilidade essencial à produtividade.

Contudo, no final do dia, produtividade é apenas um benefício entre tantos. A calma é um propósito belo por si só. Quanto mais calmos nos tornamos, mais nos sentimos leves com relação à nossa própria vida e ao mundo que nos rodeia. Nos percebemos mais capazes de exalar o ar suavemente, de relaxar os ombros e de acompanhar a vida. Passamos a imergir mais profundamente em cada instante, seja apreciando ou desenvolvendo o que se apresentar diante de nós.

À medida que reduzir o nível de estimulação e controlar melhor o seu foco, você vai riscar cada vez mais itens da lista de tarefas, e a sensação vai ser ótima, mas o sentimento de estar liberto das doses de dopamina inútil que não trazem felicidade, esse sim é o verdadeiro prêmio, principalmente a longo prazo. Você vai aproveitar mais a vida, em vez de ficar pulando de uma distração dopaminérgica a outra.

Por fim, se alguma vez chegou ao ponto do esgotamento – ou próximo disso –, você sabe bem que é um estado brutal, injusto e devastador, não importa quão luxuosa a sua situação pareça quando vista de fora. O desenvolvimento da habilidade de se fazer presente no trabalho, uma habilidade que nos resguarda da exaustão, do ceticismo, da sensação de não estar fazendo nenhuma diferença... talvez esta seja a maior recompensa, afinal.

A calma vai além de criar as condições para que você faça uma diferença mais expressiva: ela lhe fornece a capacidade para entender que você já faz essa diferença.

Capítulo 9

Aqui reside a calma

Quase dois anos depois do ataque de pânico no palco, o Sol voltaria a brilhar para mim.

Durante esse tempo, testei muitas ferramentas para encontrar a calma: tanto ideias que estão contidas neste livro quanto táticas que não funcionaram tão bem. Entre estas, terapia e óleo de canabidiol (CBD, na sigla em português), as quais sempre vinham à cabeça das pessoas quando eu comentava que estava tentando desenvolver a calma em minha vida.

A terapia foi muito bacana, me permitiu entender por que minha mente é condicionada da maneira que é; entretanto, não produziu tanta calma em mim como fizeram estratégias mais pragmáticas, tais qual o jejum de estímulos, ou o enfrentamento aos itens evitáveis do meu inventário do estresse. (Evidentemente, a sua experiência pessoal pode ser diferente; se você, como eu, é alguém curioso, recomendo muito que faça terapia, se couber no seu orçamento. Você inevitavelmente vai descobrir coisas muito interessantes e entusiasmantes sobre sua mente. Além do que, se você cogita a possibilidade de a sua ansiedade ser clínica – se ela não vai embora independentemente das táticas que tente –, terapia é uma sugestão muito válida.)

O óleo de CBD, infelizmente, também teve efeitos banais para mim. O CBD pode ser extraído de duas fontes principais: da planta do cânhamo ou da planta da maconha, cuja reputação é mais questionável. Por coincidência do destino, a *cannabis* foi legalizada para fins recreativos no Canadá mais ou menos na época em que me lancei na jornada em busca da calma.

Grosseiramente falando, são dois os principais componentes da *cannabis*: o THC e o CBD. O THC é o componente psicoativo que causa inebriamento, isto é, que pode provocar uma combinação de euforia, fome, paranoia, relaxamento e sonolência, assim como uma percepção distorcida do tempo – e cujos efeitos dependem da variedade da planta e do organismo do usuário. O CBD é o componente não psicoativo da planta, que supostamente combate aflições como dor, ansiedade e artrite.

Embora não haja muitas evidências científicas chanceladas por estudos sobre os benefícios do CBD para condições como essas, eu não me segurei após a legalização e fui experimentar. Fazendo o meu melhor para não parecer quadradão demais, me muni do equivalente mental de um bigode falso e me dirigi a uma loja canábica para saber o que me recomendariam contra ansiedade. Trinta minutos mais tarde, estava de volta à casa com três pequenos frascos do óleo. Pinguei meia gota de um embaixo da língua para ver o que acontecia e, apesar de me manter atento a qualquer mínima alteração, não senti nada, para minha surpresa. No dia seguinte, dobrei a dose, e nada ainda. No próximo dia, duas gotas cheias a mais, e mesmo assim não senti grandes efeitos. Com esta superdose, minha mente ficou um pouco mais tranquila e aérea, mas não menos ansiosa. Ainda tentei outras marcas, porém concluí que não me beneficiava tanto da coisa. (Numa escala de equivalência com a cafeína, a potência do efeito do CBD se assemelhou ao de duas xícaras de chá verde – embora, a esta altura, você já saiba que faço questão de manter a minha tolerância a cafeína lá embaixo.)

De tudo o que experimentei em minha jornada em busca da calma, o CBD foi o que mais me frustrou, e eu realmente não esperava isso. Infelizmente, porém, as pesquisas corroboram o meu relato anedótico; segundo uma metanálise: "Não há evidências suficientes de que canabinoides [CBD] amenizam transtornos e sintomas depressivos, transtorno de ansiedade, transtorno de déficit de atenção com hiperatividade, síndrome de Tourette/tique, transtorno de estresse pós-traumático ou psicoses"[1] – todas condições que alguns alegam ser combatidas pelo composto químico. Há parca evidência de que o THC, o componente ativo, "provoque pequenas melhoras nos sintomas de ansiedade entre pacientes com outras moléstias"[2]. Por mais que seja necessário conduzir um maior número de pesquisas (e elas estão sendo conduzidas), o óleo de CBD talvez não valha o seu suado dinheiro. Ainda assim, como sempre, a sua experiência pessoal pode ser diferente; o óleo tem muitos árduos defensores, e mesmo que ele ofereça não mais do que um placebo de tranquilidade, talvez seja o bastante.

Não deixa de ser um balde de água fria, já que todos aspiramos por uma solução rápida para a ansiedade, aquela estratégia, pílula ou gota que vai fazê-la desaparecer. A curtíssimo prazo, o que nos resta é pôr um pano sobre a angústia, distrair a mente do fato de que ela está ali. Para ir a fundo, para revelar as raízes da intranquilidade, os fatores que empurram a mente para a extremidade ansiosa do espectro da calma, é preciso um grande esforço, que não raro passa por transformações estruturais nos hábitos e na vida como um todo.

Por sorte, tais mudanças são difíceis, mas quase sempre são igualmente muito vantajosas. Cuidar das causas enraizadas da ansiedade é um caminho para viver uma vida mais fiel à própria essência e aos próprios valores, uma vida com mais bem-estar. Os efeitos dessas transformações podem ser triviais, como não sofrer tanto para fechar o

Instagram – ou, melhor ainda, não mais necessitar gastar tanto tempo com as atualizações das redes sociais e o estresse crônico que elas provocam –, ou podem ser profundos – como deixar de se sentir exausto, cético e improdutivo graças à mudança para um emprego que contenha um grau de estresse crônico bastante mais manejável.

Sejam quais forem as mudanças que você fez até aqui, espero que tenha compreendido que a calma vale o investimento feito, sempre, mesmo naquelas estratégias que requerem mais tempo, como preparar deliciosos jantares saudáveis, encontrar uma forma de movimento intensamente satisfatória ou se encontrar com amigos queridos.

Experimentando estratégias

Ao longo deste livro, apresentei diversas estratégias para alcançar o equilíbrio em um mundo ultra-ansioso. Seja o seu objetivo superar a sensação de ansiedade, extrair mais significado dos acontecimentos da vida ou apenas se envolver de espírito mais leve em cada momento, as ideias contidas aqui deverão ser úteis. Serão igualmente proveitosas caso queira usá-las para ter mais tempo livre, mais satisfação ou intencionalidade. Você pode usar as ideias do livro, ainda, para potencializar a produtividade e a criatividade; a calma constitui uma fundação sólida para o trabalho e para a vida, e produtividade é basicamente intencionalidade.

Agora que estamos rumando ao final do livro, uma das últimas condutas que quero encorajá-lo a assumir é **experimentar o máximo possível das estratégias aqui apresentadas**. Nem todas vão funcionar para você, porém, se atirar várias delas (todas embasadas cientificamente, diga-se) contra o alvo proverbial, algumas vão acertar o centro e cair no seu gosto. Se tem algo que se provou verdadeiro em minha jornada em busca da calma é que esta é *individual*. Cada pessoa é constituída de um jeito, conduz a vida de uma maneira, tem diferentes hábitos, trabalhos, restrições, valores. Sendo assim, atenha-se aos conselhos que funcionarem para você e dispense os outros. (Essa é uma conduta válida não só para este livro, mas para quaisquer títulos de não ficção com finalidades práticas.)

São incontáveis as ideias que você pode pôr em prática. Tente se movimentar mais, se possível ao ar livre. Pratique meditação, que é uma maneira de desenvolver uma intencionalidade mais vibrante em cada atividade a que se propõe. Crie uma lista personalizada de coisas para saborear e lance-se diariamente a uma delas. Catalogue o estresse presente em sua vida para identificar as fontes mais fáceis de controlar. Delimite as horas de produtividade para alcançar um equilíbrio entre o esforço e o prazer. Leve a cabo um jejum de estimulação de um mês para tranquilizar a mente e atingir a concentração sem grandes dificuldades. Escolha "moedas" pessoais pelas quais você está disposto a lutar para multiplicar em sua vida – felicidade, intencionalidade, tempo com pessoas queridas –, em vez das moedas de sempre, como dinheiro e *status*. Dedique-se a hábitos de calma no mundo analógico que promovam a liberação de serotonina, oxitocina e endorfinas, assim como de uma quantia mais saudável e moderada de dopamina. Tente perceber e interpele a culpa que surge quando se investe na calma. Faça terapia se quiser alcançar profundezas ainda maiores de sua mente.

Escolha uma ou duas sugestões dessa lista e, no percurso, planeje-se para experimentar outras após concluir as primeiras. Estipule algumas horas por semana para viver de modo completamente analógico, ou então tente hábitos analógicos novos, como participar de um curso de improvisação, cozinhar, aprender a tocar um instrumento, fazer tricô. Como teste, assine um jornal impresso e paralelamente evite as notícias digitais por um tempo. Reconecte-se com o lúdico, ou regale-se com uma sessão de massagem a cada projeto grande de trabalho que concluir. Estabeleça um plano para cortar o álcool, ou experimente reinicializar a sua tolerância à cafeína. Ou quem sabe escreva uma carta de amor com uma luxuosa caneta-tinteiro.

Tenho convicção de que você vai chegar à conclusão de que a busca pela calma vale por si mesma. É tentando tantas táticas quanto possível – as pequenas e as amplas, as simples e objetivas e as estruturais – que você vai encontrar aquelas que mais têm a ver com você, com a sua vida. Dessa maneira, além de tudo, a calma se fará sustentável ao longo do tempo.

Quando é o bastante?

Às vezes ouvimos que tudo o que precisamos para ser felizes está ao alcance da mão, porém não parece ser assim quando a mentalidade de mais se faz presente. Ela conta a narrativa oposta: a felicidade sempre se encontra logo após o que já possuímos, o que já realizamos, o que já nos tornamos – assim que fizermos um pouco mais de dinheiro, assim que nos tornarmos um pouco mais produtivos, assim que entrarmos um pouco mais em forma, *aí sim* estaremos satisfeitos e então (e somente então) disporemos do tempo e da atenção necessários para aproveitar os frutos de nossas conquistas.

Na prática, estamos eternamente fincando a baliza cada vez mais longe.

Eis uma simples verdade: não importa o quanto você possua; o conforto, a calma e a alegria vêm da apreciação dos elementos que já existem em sua vida, e não do esforço para obter o que não tem. Adotar essa mentalidade exige prática e paciência, e surge aos poucos quando se investe em hábitos de calma. Mas, como descobri, vale a pena.

Até o projeto da calma, eu me sentia como se jamais possuísse o suficiente, até mesmo em áreas da vida que objetivamente iam bem. Olhando o número de livros que meus colegas escritores vendiam, eu me sentia continuamente ficando para trás, como se nunca fizesse por merecer a felicidade (a verdade, dolorosamente óbvia para todos, exceto para mim, é que só de viver da escrita eu já sou um sortudo). Quando recebia um bônus no trabalho e poupava esse dinheiro, só conseguia pensar no quanto ainda precisava ganhar para atingir alguma independência financeira. A verdade, claro, é que poder poupar uma renda extra já é um privilégio.

Normalmente, nós buscamos satisfação no lugar mais errado possível: naquilo que não possuímos, e não no que temos. Felizmente, uma mente calma tem a habilidade de converter os sentimentos de inadequação em gratidão. Uma vez que aprendemos a nos fazer presentes com quem quer e com o que quer que se encontre diante de nós, nos sentiremos constantemente satisfeitos.

O investimento em calma alterou um tanto as minhas prioridades, mas o que mudou mesmo foi a maneira como eu me sentia *por dentro*. Comecei a aproveitar mais intensamente os dias, já que passei a me fazer mais presente neles, e sempre tinha a disposição, o gás e a motivação para o que surgisse.

Como comentamos, a ideia de um *mais* é uma miragem. Se por um lado podemos sempre acumular mais e mais das várias moedas existentes em nossa vida, por outro as coisas que queremos possuir em maior quantidade muitas vezes são inconciliáveis entre si. O mundo moderno insiste em dizer que a felicidade está no mais, porém se tem um lugar do qual não deveríamos aceitar conselhos sobre felicidade é o mundo moderno. Ele não é feliz. Em vez disso, precisamos olhar para dentro.

Quanto mais eu cultivava a calma, mais a minha vida se enchia de felicidade e intencionalidade. Com táticas como desfrutar os itens em minha lista de coisas para saborear, passar mais tempo no mundo analógico, realizar jejuns de estímulos adicionais sempre que as distrações ressurgiam, passei a me sentir bem na maior parte dos dias. Estaria mentindo se dissesse que me sentia completamente calmo o tempo inteiro; havia períodos em que ficava ansioso ou então acontecimentos que me deixavam angustiado ou ameaçado. Porém, com o tempo, períodos assim se tornaram exceção, e não a regra, uma sensação pontual, tão efêmera quanto uma breve rajada de vento no parque. Os frutos da calma se mostraram profundos.

Torço para que, como eu, você descubra que cuidar da calma gera uma gratidão especial por tudo o que há em sua vida – ao mesmo tempo que incita a ponderar por quais tipos de moeda vale batalhar. Seja como for, esteja você em busca de tempo, atenção, energia, relacionamentos, intensidade, liberdade, reconhecimento, ou mesmo dinheiro, saiba que a verdadeira abundância está em desfrutar do que você já possui.

Conexões mais profundas

Outro ótimo benefício que você pode perceber cultivando a calma é uma melhor percepção do seu corpo e da sua mente. Os dois passam praticamente cada instante do dia tentando nos dizer algo – que a energia está acabando (e que, portanto, deveríamos recarregar as baterias), que estamos próximos da fadiga ou que já estamos exaustos. Ou então que já estamos cheios de comida, que ingerimos cafeína demais, ou que precisamos refletir sobre nossos sentimentos, em vez de assistir a mais um episódio de um seriado qualquer. Ou, ainda, nos lembram que devemos ser gratos, desacelerar para aproveitar mais, ou desfrutar cada instante na companhia de certo alguém, pois a vida não dura para sempre. Quanto maior é a conscientização, mais intencionais são as atitudes. Uma mente calma é uma mente menos cheia de coisas a todo instante, de modo que sobra mais espaço para a reflexão e a percepção.

Além da conscientização, outro benefício de alcançar níveis mais profundos de calma é a premeditação que se adquire.

Premeditação é decidir o que fazer antes de fazer – dê só um pouquinho de espaço à sua mente, e observe a premeditação sendo formada. Faça um experimento simples: na próxima vez que quiser escutar música, em vez de dar *play* na lista de sempre, dê alguns segundos à sua mente, e ela projetará a música perfeita, aquela que você de fato quer ouvir. Assim é a sensação de criar premeditação.

Por nos tornar mais conscientes de nossas intenções, a calma pode gerar a sensação de realização – sendo assim um antídoto contra o esgotamento. Quando escolhemos o que vamos fazer antes de fazê-lo, percebemos nossas ações como mais eficazes. Ao nos tornar mais premeditados em relação às tarefas a que dedicamos tempo e ao decidir com antecedência o que faremos, temos a sensação de que essas ações têm propósito, mesmo nas situações em que não possuímos total controle sobre o trabalho ou sobre a vida. O empenho pode ser o mesmo, mas a disposição mental e as narrativas não serão, pois passamos a julgar que *escolhemos* enfrentar tais situações difíceis e estressantes – e assim deixamos de vê-las como situações que acontecem *a* nós. Independentemente do nosso nível de controle, a calma fornece espaço para que a premeditação se forme e, assim, nos permite tomar consciência e agir de acordo com ela.

Mais conscientes e premeditados pelo cultivo da calma, também nos tornamos mais aptos a solidificar o papel que ela ocupa em nossa vida. Adquirimos o espaço atencional para perceber, por exemplo, que o Instagram está nos deixando abatidos e, mais do que isso, adquirimos o recurso necessário para deletar o aplicativo por alguns meses para observar se passamos a nos sentir diferentes. Numa discussão, passamos a ter a capacidade de nos recompor e dizer a *segunda* coisa que vem à mente, em vez de ceder a um impulso. A mente se torna tranquila para perceber quando estamos prestes a comer para além do ponto da saciedade (e do arrependimento), e assim evitamos ceder à válvula de escape da fome emocional.

Distanciar-se, dissociar-se – não em geral apenas, mas em cada instante – é ganhar perspectiva.

A ansiedade anuvia a conscientização e a premeditação. Felizmente, o cultivo da calma nos fornece a possibilidade de refletir e nos tornar mais propositados. A poeira antes suspensa em nossa mente se assenta, e assim enxergamos com mais clareza.

Após a calma

Enquanto o Sol voltava a brilhar em minha história pessoal, o planeta perdia um pouco da luz. Em março de 2020, conforme eu me reconectava após o primeiro jejum de dopamina, o número de casos da pandemia começava a crescer aceleradamente no mundo.

Para mim, olhando em retrospectiva, a sequência de eventos que marcou o início da Covid-19 é nebulosa, uma linha do tempo embolada que só se torna cada vez mais enchumaçada. O experimento do jejum de dopamina constituiu um alívio revigorante contra a preocupação: em vez de atualizar constantemente os sites de notícias, eu começava o dia lendo o jornal impresso, que me oferecia um resumo matinal.

Até que deixou de ser assim.

Próximo do fim do experimento,[3] a Organização Mundial da Saúde declarou que a pandemia constituía uma emergência de saúde global, e as viagens da China para os Estados Unidos foram restringidas (o que na época pareceu uma tolice). Reconectei-me ao mundo ao mesmo tempo que *lockdowns*, quarentenas e distanciamento social se tornavam parte de um recém-adquirido léxico pandêmico, um momento em que cada um de nós estava tentando entender como reagir a um mundo novo e incerto. De volta à internet após o experimento, tive dificuldade para desviar o olhar. E, por algum tempo, não o fiz. De março a abril de 2020, foi como se eu nunca tivesse levado a cabo um jejum de estimulação. Não tirava o olho da tela, num dispositivo ou no outro, para saber quais eventos tinham sido cancelados ou quais eram as restrições da vez.

Mas eu havia me dedicado até esse ponto para introduzir hábitos calmos em minha vida e para equilibrar a mente de modo que a calma tivesse espaço para vicejar. E, muito embora a explosão de uma pandemia global tenha causado uma interrupção temporária e pontual nessa conduta, o trabalho que eu tinha feito me possibilitou retornar rapidamente aos hábitos cultivados nos meses anteriores. Precisei aplicar a minha atenção para perceber que estava ansioso e assim desencadear um retorno àquelas práticas, mas, dado o estado "sem precedentes" do mundo, considero isso uma vitória.

Não sei se teria notado o aumento na ansiedade não fosse o espaço que a calma me proporcionou. As mudanças estruturais que eu tinha realizado durante o experimento serviram de escudo para a minha mente contra um mundo repentinamente muito ansioso.

Além das mudanças estruturais feitas tanto no trabalho quanto na vida, eu possuía uma coleção de hábitos calmos para me amparar. Quanto mais ansioso o mundo se tornava, mais eu dobrava a aposta em tais hábitos. Desse modo, em vez de passar o dia acompanhando os portais de notícias, assinei um segundo jornal impresso, para acessar uma mistura mais equilibrada dos eventos locais e internacionais. Em vez de ficar rolando a barra aflitivamente nas redes sociais, fazia exercícios físicos e meditava. Diminuí o consumo de cafeína. Mergulhei nos livros de papel, encontrei atividades para saborear a cada dia, organizei inúmeras chamadas de vídeo com amigos e familiares, tantas que as pessoas se cansaram. Também me dediquei a encontrar mais *hobbies* analógicos – fotografia, exercícios, trilhas com a esposa.

Paralelamente, me certifiquei de às vezes pisar no freio e desfrutar de momentos tranquilos, desacelerados. Ao passo que a ansiedade é acelerada, apressada, a calma é paciente e tolerante. Nem sempre tive sucesso, porém tentei carregar esse espírito da calma comigo pelos dias.

• • •

Dois anos após março de 2020, a calma é ainda mais presente em minha vida. Acima de tudo, descobri que ela é uma habilidade que podemos desenvolver com o tempo.

Conforme escrevo estas palavras, a neve trazida pelo inverno está derretendo em poças de lama, carregando a areia e o sal depositados na superfície das folhas descaídas do outono. Aqui dentro, separado dos elementos da natureza, a situação é menos branda. Os prazos estão apertando (o livro é para daqui a duas semanas, por exemplo), as notícias ainda são preocupantes e, na aparência, o meu trabalho é basicamente o mesmo de quando me lancei na jornada em busca da calma. Trabalho e vida seguem seu ritmo: a neve cai e derrete, períodos de correria vêm e vão, e cada nova estação da vida traz consigo quantias próprias de estresse, novidade e oportunidade.

Abaixo da cadência da vida cotidiana, porém, a diferença não poderia ser mais profunda.

Se o Chris de hoje e o Chris de antes da jornada se encontrassem em lados opostos ao pé de uma montanha descreveriam uma visão completamente diferente, muito embora estivessem olhando para a mesma coisa só que de ângulos diferentes. Assim é a diferença entre o antes e o depois da calma. A vida vira de cabeça para baixo, e com frequência somos empurrados a um limite mental. O cultivo de estratégias para a calma transforma a nossa situação, sim, mas, mais do que isso, transforma a maneira como nos *relacionamos* com a situação. A vida em si não muda tanto; nós é que passamos a enxergá-la de uma perspectiva mais calma.

Tendo explorado e me dedicado às estratégias que apresentei neste livro, continuo atarefado, mas não mais tão ansioso. Me tornei menos reativo emocionalmente às transformações das circunstâncias à minha volta. Se de vez em quando sinto ansiedade, ela é mais apagada e fugaz – normalmente uma resposta a um estresse agudo. Desenvolvi hábitos que infalivelmente me conduzem para longe dela, e na direção da calma. Dia após dia, sinto que possuo a força mental para realizar bem aquilo que me planejo para fazer.

Durante épocas particularmente estressantes, a calma tem me concedido a capacidade de dar um passo atrás, de introduzir espaço entre mim e a situação e de me recompor nesses períodos que antes seriam angustiantes. Não que seja fácil. Aliás, encontrar esse espaço às vezes simplesmente não é *possível*. Felizmente, contudo, o cultivo da calma é uma habilidade que se pode aprimorar – todos somos capazes de passar a enxergar a montanha sob novas luzes.

Comecei este livro pelo meu ataque de ansiedade no palco. O escritor em mim talvez se ressinta de uma desenvolução dessa história que equalize a obra, um clímax entusiasmante que compense o acontecimento dramático que deu origem à minha jornada em busca da calma, lá atrás; no entanto, após vivenciar tal jornada, a verdade é uma só: não quero um clímax.

A calma não é uma gradação crescente, mas o contrário: é um acalmar-se, um retorno à natureza humana mais essencial. É o estado mental que subjaz às camadas de atividade que existem na vida.

Ela não é entusiasmante, *e esse é exatamente o cerne da questão*. Pelo cultivo da calma, reavemos a capacidade mental para lidar e desfrutar os eventos entusiasmantes que se apresentam para nós. Em vez de sempre partir de um ponto de superestimulação, nossa mente se mantém calma e, principalmente, *preparada*. Uma vez que o estado normal da mente seja a calma, podemos partir dela para nos colocar à altura de qualquer acontecimento.

Hábitos calmos nos dão o gás necessário para enfrentar novas situações estressantes. Com menos estresse crônico, conseguimos nos aplicar de maneira pragmática para encontrar soluções para os problemas e, ao mesmo tempo, nos fazer presentes nos bons momentos do dia. Além disso, de um melhor foco advém uma maior produtividade, o que nos permite criar mais espaço para aproveitar a vida – e para praticar hábitos de calma.

Ao longo destas páginas, tentei apresentar ideias, táticas e estratégias para você usar em sua própria jornada em busca da calma, e acredito genuinamente que elas podem ajudá-lo a alcançar um espaço, uma intencionalidade e uma produtividade maiores. Deixo mais um exercício de pensamento antes que você feche o livro: Se o caminho para a calma fosse *de fato* uma estrada, como ela seria?

Para começar, ela cortaria a natureza, não seria uma rua asfaltada na cidade. Você a percorreria num ritmo animado, para fazer o coração bater mais rápido – preferivelmente depois de ter feito uma deliciosa e nutritiva refeição, que lhe desse a energia para a caminhada vindoura. Banhado pelo Sol, o caminho serpentearia pelo mundo analógico – você não estaria andando num mundo de videogame. E provavelmente se veria acompanhado de outras pessoas.

No trajeto, uma intencionalidade tranquila se apossaria de você, que então se permitiria vivenciar e desfrutar cada passo.

A caminhada será longa. Entretanto, como você estará cheio de energia, de gás e de atenção, os minutos e as horas dedicados a ela não serão em vão. Aliás, eles serão mais do que recompensados.

A calma é um manancial de fruição da vida; dela jorram produtividade, intencionalidade, acuidade, propósito, conscientização, acolhimento, bom humor, aceitação, criatividade, gratidão.

Também é o nosso estado natural de ser, ainda que escondido pelas camadas de sobrecarga das coisas da vida. A calma está presente a cada atividade, a cada pensamento, a cada autodefinição. É a própria vida quando destituída de cada camada de ocupação desnecessária – da sobrecarga mental, da sobrecarga que advém de fazer demais, de trabalhar muitas horas, de se deixar envolver pelos superestímulos, de acumular mais do que o necessário, de tentar ser mais produtivo do que é preciso.

A dedicação, a entrega com propósito é o que faz a vida valer a pena – uma vida sem propósito é uma vida sem sentido. E ela se torna tão mais agradável na presença da calma que eu torço para que você concorde que vale a pena persegui-la.

Manter-nos confortáveis, presentes e produtivos em meio ao caos, num mundo que se debate freneticamente, ante tantas preocupações, angústias e cuidados que demandam nosso limitado tempo: eis uma dádiva com a qual podemos nos presentear.

Em sua essência, no que tem de melhor, a calma pode ser considerada o fundamento para uma boa vida.

É meu desejo que este livro ajude você a alcançá-la.

Agradecimentos

Sinto-me diariamente grato por trabalhar com pessoas tão incríveis, generosas e inteligentes.

Em primeiro lugar, agradeço à minha esposa, Ardyn (que possui as três características aos montes). Ardyn é a minha pessoa favorita no mundo para trocar ideias, e os meus livros não seriam o que são sem os acréscimos, o apoio e as observações dela. Ardyn, espero que você seja para sempre a minha primeira leitora. Amo você.

Quanto ao pessoal do editorial, um gigantesco obrigado aos meus editores do Penguin Group nos Estados Unidos, da Random House no Canadá e da Pan Macmillan no Reino Unido. Rick, Craig e Mike, é verdadeiramente um privilégio trabalhar com vocês; muito obrigado mesmo por todo o apoio e por toda a orientação – e pela possibilidade de apresentar estas ideias a outras pessoas.

Também sou grato por trabalhar com cada um dos *demais* funcionários da Penguin, da Random House do Canadá e da Macmillan. Na Penguin, agradeço especialmente a Ben Petrone, Camille LeBlanc, Lynn Buckley, Sabila Khan, Lydia Hirt e Brian Tart. Na Radom House do Canadá, a Sue Kuruvilla e Chalista Andadari.

Na Macmillan, a Lucy Hale, Natasha Tulett, Josie Turner e Stuart Wilson.

Obrigado também à minha aclamada agente literária, Lucinda Halpern. Lucinda, nem acredito que já fizemos três livros juntos e espero que venham muitos mais. É uma dádiva fazer esses projetos com você – ainda que eles nem sempre sejam planejados!

Este livro não teria sido possível sem o amparo e a sabedoria que diversos outros indivíduos me ofereceram ao longo do caminho. Agradeço a Amanda Perriccioli Leroux por seu inestimável apoio, principalmente quando estou viajando ou tirando uma das minhas muitas férias sabáticas ou períodos para refletir. Agradeço a Victoria Klassen e Hilary Duff pela gentileza de editarem e me darem suas opiniões sobre a versão original deste texto. A Anna Nativ por sua colaboração genial com o design, e a Ryan Wilfong pela ajuda com o meu novo site. Agradeço a Anne Bogel, Katherine Chen, Camille Noe Pagán e Laura Vanderkam pelos conselhos e orientações preciosos. E a David, Ernie, Mike S., Mike V. e Nick pelas conversas, pela amizade e pelas tantas reflexões.

Agradeço também aos incontáveis pesquisadores mencionados nas referências, a quem devo os meus achados. Espero ter feito justiça ao trabalho de vocês e espero também que ele alcance ainda mais pessoas graças a este livro.

De fato, é preciso uma aldeia.

Agradeço à minha família, especialmente aos meus pais, Colleen e Glen; à minha irmã, Emily; a Jamie, Anabel e Elijah; e a Steve, Helene, Morgan, Deb, Alfonso e Sarah.

Notas

Capítulo 2: A busca por realização

1. Dillard, Annie. *The Writing Life*. New York: Harper-Perennial, 1990.
2. Noell, Edd. *Economic Growth:* Unleashing the Potential of Human Flourishing. Washington: AEI Press, 2013.
3. Rosling, Hans; Rosling, Ola; Rönnlund, Anna Rosling. *Factfulness:* Ten Reasons We're Wrong about the World – and Why Things Are Better Than You Think. London: Hodder & Stoughton, 2019.
4. Rosling, Rosling, Rosling, 2019.
5. De acordo com a definição do dicionário Dicio. Veja mais em: https://www.dicio.com.br/calma. Acesso em: 19 out. 2022.
6. de Lemos, Jane; Martin Tweeddale; Dean Chittock. "Measuring Quality of Sedation in Adult Mechanically Ventilated Critically Ill Patients." *Journal of Clinical Epidemiology*, v. 53, n. 9 (set. 2000): 908-19. Disponível em: https://pubmed.ncbi.nlm.nih.gov/11004417/. Acesso em: 19 out. 2022.
7. Posner, Jonathan; Russell, James A.; Peterson, Bradley S. "The Circumplex Model of Affect: An Integrative Approach to Affective Neuroscience, Cognitive Development, and Psychopathology." *Development and Psychopathology*, v. 17, n. 3 (set. 2005): 715-34. Disponível em: https://pubmed.ncbi.nlm.nih.gov/16262989/. Acesso em: 19 out. 2022.
8. Siddaway, Andy P.; Taylor, Peter J.; Wood, Alex M. "Reconceptualizing Anxiety as a Continuum That Ranges from High Calmness to High Anxiety: The Joint Importance of Reducing Distress and Increasing Well-Being." *Journal of Personality and Social Psychology*, v. 114, n. 2 (fev. 2018): e1-11. Disponível em: https://www.doi.org/10.1037/pspp0000128. Acesso em: 19 out. 2022.

9. Nock, Matthew K.; Wedig, Michelle M.; Holmberg, Elizabeth B.; Hooley, Jill M. "The Emotion Reactivity Scale: Development, Evaluation, and Relation to Self-Injurious Thoughts and Behaviors." *Behavior Therapy*, v. 39, n. 2 (jun. 2008): 107-16. Disponível em: https://www.doi.org/10.1016/j.beth.2007.05.005. Acesso em: 19 out. 2022.
10. Dunn, Rob. "What Are You So Scared of? Saber-Toothed Cats, Snakes, and Carnivorous Kangaroos." *Slate*, 15 out. 2012. Disponível em: https://slate.com/technology/2012/10/evolution-of-anxiety-humans-were-prey-for-predators-such-as-hyenas-snakes-sharks-kangaroos.html. Acesso em: 19 out. 2022.
11. McGonigal, Kelly. *The Upside of Stress:* Why Stress Is Good for You, and How to Get Good at It. New York: Avery, 2015.
12. Paul, Kari. "Facebook whistleblower hearing: Frances Haugen calls for more regulation of tech giant – as it happened." *The Guardian*, 5 out. 2021. Disponível em: https://www.theguardian.com/technology/live/2021/oct/05/facebook-hearing-whistleblower-frances-haugen-testifies-us-senate-latest-news. Acesso em: 19 out. 2022.
13. Holman, E. Alison; Garfin, Dana Rose; Silver, Roxane Cohen. "Media's Role in Broadcasting Acute Stress following the Boston Marathon Bombings." *Proceedings of the National Academy of Sciences*, v. 111, n. 1 (7 jan. 2014): 93-98. Disponível em: https://www.doi.org/10.1073/pnas.1316265110. Acesso em: 19 out. 2022.
14. Thompson, Rebecca R.; et al. "Media Exposure to Mass Violence Events Can Fuel a Cycle of Distress." *Science Advances*, v. 5, n. 4 (17 abr. 2019). Disponível em: https://www.doi.org/10.1126/sciadv.aav3502. Acesso em: 19 out. 2022.

Capítulo 3: A equação do esgotamento

1. World Health Organization. "Burn-Out an 'Occupational Phenomenon': International Classification of Diseases." *World Health Organization*, 28 maio 2019. Disponível em: https://www.who.int/news/item/28-05-2019-burn-out-an-occupational-phenomenon-international-classification-of-diseases. Acesso em: 19 out. 2022.
2. Segerstrom, Suzanne C.; Miller, Gregory E. "Psychological Stress and the Human Immune System: A Meta-analytic Study of 30 Years of Inquiry." *Psychological Bulletin*, v. 130, n. 4 (jul. 2004): 601-30. Disponível em: https://www.ncbi.nlm.nih.gov/pmc/articles/PMC1361287. Acesso em: 19 out. 2022.
3. Michel, Alexandra. "Burnout and the Brain." *Observer*, v. 29, n. 2 (fev. 2016). Disponível em: https://www.psychologicalscience.org/observer/burnout-and-the-brain. Acesso em: 19 out. 2022.
4. Oosterholt, Bart G.; et al. "Burnout and Cortisol: Evidence for a Lower Cortisol Awakening Response in both Clinical and Non-clinical Burnout." *Journal of Psychosomatic Research*, v. 78, n. 5 (maio 2015): 445-51. Disponível em: https://www.doi.org/10.1016/j.jpsychores.2014.11.003. Acesso em: 19 out. 2022.
5. Bush, Bradley; Hudson, Tori. "The Role of Cortisol in Sleep." *Natural Medicine Journal*, v. 2, n. 6 (2010). Disponível em: https://www.naturalmedicinejournal.com/journal/role-cortisol-sleep. Acesso em: 19 out. 2022.

6. Leiter, Michael P.; Maslach, Christina. "Latent Burnout Profiles: A New Approach to Understanding the Burnout Experience." *Burnout Research*, v. 3, n. 4 (dez. 2016): 89-100. Disponível em: https://www.doi.org/10.1016/j.burn.2016.09.001. Acesso em: 19 out. 2022.
7. Maske, Ulrike E.; et al. "Prevalence and Comorbidity of Self-Reported Diagnosis of Burnout Syndrome in the General Population." *Psychiatrische Praxis*, v. 43, n. 1 (2016): 18-24. Disponível em: https://doi.org/10.1055/s-0034-1387201. Acesso em: 19 out. 2022.
   Koutsimani, Panagiota; Montgomery, Anthony; Georganta, Katerina. "The Relationship between Burnout, Depression, and Anxiety: A Systematic Review and Meta-Analysis." *Frontiers in Psychology*, v. 10 (13 mar. 2019): 284. Disponível em: https://www.doi.org/10.3389/fpsyg.2019.00284. Acesso em: 19 out. 2022.
8. Maske; et al., 2016, p. 18-24.
9. Bakusic, Jelena; et al. "Stress, Burnout and Depression: A Systematic Review on DNA Methylation Mechanisms." *Journal of Psychosomatic Research*, v. 92 (jan. 2017): 34-44. Disponível em: https://www.doi.org/10.1016/j.jpsychores.2016.11.005. Acesso em: 19 out. 2022.
10. Leiter, Maslach, 2016, p. 89-100.
11. Christina Maslach, entrevista com Chris Bailey, 14 dez. 2020.
12. Maslach, Christina. "Finding Solutions to the Problem of Burnout." *Consulting Psychology Journal: Practice and Research*, v. 69, n. 2 (jun. 2017): 143-52. Disponível em: https://www.doi.org/10.1037/cpb0000090. Acesso em: 19 out. 2022.
13. Christina Maslach, em entrevista com Chris Bailey, 14 dez. 2020.
14. Eschner, Kat. "The Story of the Real Canary in the Coal Mine." *Smithsonian Magazine*, 30 dez. 2016. Disponível em: https://www.smithsonianmag.com/smart-news/story-real-canary-coal-mine-180961570. Acesso em: 19 out. 2022.
15. Christina Maslach, em entrevista com Chris Bailey, 14 dez. 2020.
16. InformedHealth.org [Internet]. "Depression: What Is Burnout?" *Institute for Quality and Efficiency in Health Care*, 18 jun. 2020. Disponível em: https://www.ncbi.nlm.nih.gov/books/NBK279286. Acesso em: 19 out. 2022.
17. Zimbardo, Philip. *The Lucifer Effect:* Understanding How Good People Turn Evil. New York: Random House, 2008.
18. Zimbardo, Philip G.; Maslach, Christina; Haney, Craig. "Reflections on the Stanford Prison Experiment: Genesis, Transformations, Consequences.". In: Blass, Thomas (Ed.). *Obedience to Authority:* Current Perspectives on the Milgram Paradigm. New York: Psychology Press, 1999.
19. Salvagioni, Denise Albieri Jodas; et al. "Physical, Psychological and Occupational Consequences of Job Burnout: A Systematic Review of Prospective Studies." *PLOS One*, v. 12, n. 10 (4 out. 2017). Disponível em: https://www.doi.org/10.1371/journal.pone.0185781. Acesso em: 19 out. 2022.
20. Leiter, Michael P.; Maslach, Christina. "Six Areas of Worklife: A Model of the Organizational Context of Burnout." *Journal of Health and Human Services Administration*, v. 21, n. 4 (1999): 472–89. Disponível em: https://www.jstor.org/stable/25780925. Acesso em: 19 out. 2022.
21. Leiter, Maslach, 1999, p. 472–89.

22. Csikszentmihalyi, Mihaly. *Flow:* The Psychology of Optimal Experience. New York: Harper Perennial, 1991.
23. Leiter, Maslach, 1999, p. 472–89.
24. Maslach, Christina; Banks, Cristina G. "Psychological Connections with Work.". In: Cooper, Cary L.; Leiter, Michael P. (Eds.) *The Routledge Companion to Wellbeing at Work.* New York: Routledge, 2017.
25. Maslach, 2017, p. 143-52.
26. Leiter, Maslach, 1999, p. 472–89.
27. Achor, Shawn. *Big Potential:* How Transforming the Pursuit of Success Raises Our Achievement, Happiness, and Well-Being. New York: Currency, 2018.
28. Leiter, Maslach, 1999, p. 472–89.
29. Maslach, 2017, p. 143-52.
    Maslach, Banks, 2017, p. 37-54.
30. Leiter, Maslach, 1999, p. 472–89.
31. Maslach, Banks, 2017, p. 37-54.
32. Leiter, Maslach, 1999, p. 472–89.
33. Maslach, 2017, p. 143-52.
34. Leiter, Maslach, 1999, p. 472–89.

Capítulo 4: A mentalidade de mais

1. Kahneman, Daniel; Deaton, Angus. "High Income Improves Evaluation of Life but Not Emotional Well-Being." *Proceedings of the National Academy of Sciences of the United States of America* 107, n. 38 (21 set. 2010). Disponível em: https://www.doi.org/10.1073/pnas.1011492107. Acesso em: 19 out. 2022.
2. Robin, Vicki, e Joe Dominguez. *Your Money or Your Life:* 9 Steps to Transforming Your Relationship with Money and Achieving Financial Independence: Revised and Updated for the 21st Century. 2. ed. New York: Penguin, 2008.
3. Bryant, Fred B.; Veroff, Joseph. *Savoring:* A New Model of Positive Experience. Mahwah: Lawrence Erlbaum Associates, 2007.
4. Quoidbach, Jordi; et al. "Money Giveth, Money Taketh Away: The Dual Effect of Wealth on Happiness." *Psychological Science,* v. 21, n. 6 (jun. 2010): 759-63. Disponível em: https://www.doi.org/10.1177/0956797610371963. Acesso em: 19 out. 2022.
5. Festinger, Leon. "A Theory of Social Comparison Processes." *Human Relations; Studies towards the Integration of the Social Sciences,* v. 7, n. 2 (maio 1954): 117-40. Disponível em: https://www.doi.org/10.1177/001872675400700202. Acesso em: 19 out. 2022.
6. Godin, Seth. *The Practice:* Shipping Creative Work. New York: Portfolio, 2020.
7. Tunstall, Elizabeth Dori. "How Maya Angelou Made Me Feel." *The Conversation,* 29 maio 2014. Disponível em: http://theconversation.com/how-maya-angelou-made-me-feel-27328. Acesso em: 19 out. 2022.
8. Hamilton, Jon. "Human Brains Have Evolved Unique 'Feel-Good' Circuits." *Stanford University,* 30 nov. 2017. Disponível em: https://neuroscience.stanford.edu/news/human-brains-have-evolved-unique-feel-good-circuits. Acesso em: 19 out. 2022.

9. Moccia, Lorenzo; et al. "The Experience of Pleasure: A Perspective between Neuroscience and Psychoanalysis." *Frontiers in Human Neuroscience*, v. 12 (4 set. 2018): 359. Disponível em: https://www.doi.org/10.3389/fnhum.2018.00359. Acesso em: 19 out. 2022.
10. Moccia et al, 2018.
11. Lieberman, Daniel Z.; Long, Michael E. *The Molecule of More:* How a Single Chemical in Your Brain Drives Love, Sex, and Creativity – and Will Determine the Fate of the Human Race. Dallas: BenBella Books, 2019.
12. Judge, Timothy A.; Kammeyer-Mueller, John D. "On the Value of Aiming High: The Causes and Consequences of Ambition." *Journal of Applied Psychology*, v. 97, n. 4 (jul. 2012): 758-75. Disponível em: https://www.doi.org/10.1037/a0028084. Acesso em: 19 out. 2022.
13. Krekels, Goedele; Pandelaere, Mario. "Dispositional Greed." *Personality and Individual Differences*, v. 74 (fev. 2015): 225-30. Disponível em: https://www.doi.org/10.1016/j.paid.2014.10.036. Acesso em: 19 out. 2022.
14. Lieberman; Long, 2019.
15. Breuning, Loretta Graziano. *Habits of a Happy Brain:* Retrain Your Brain to Boost Your Serotonin, Dopamine, Oxytocin, & Endorphin Levels. Avon: Adams Media, 2016.
16. Lieberman; Long, 2019.
17. Maslach, Christina; Leiter, Michael P. "Understanding the Burnout Experience: Recent Research and Its Implications for Psychiatry." *World Psychiatry*, v. 15, n. 2 (jun. 2016): 103-11. Disponível em: https://www.doi.org/10.1002/wps.20311. Acesso em: 19 out. 2022.
18. Bryant, Fred B.; Veroff, Joseph. *Savoring:* A New Model of Positive Experience. London: Psychology Press, 2017.
19. Quoidbach et al., 2010, p. 759-63.
20. Joel, Billy. *Vienna*. Disponível em: https://billyjoel.com/song/vienna-2. Acesso em: 19 out. 2022.
21. Gable, Shelly L.; Haidt, Jonathan. "What (and Why) Is Positive Psychology?" *Review of General Psychology*, v. 9, n. 2 (jun. 2005): 103-10. Disponível em: https://www.doi.org/10.1037/1089-2680.9.2. Acesso em: 19 out. 2022.
22. Bryant; Veroff, 2017.
23. Hou, Wai Kai; et al. "Psychological Detachment and Savoring in Adaptation to Cancer Caregiving." *Psycho-Oncology*, v. 25, n. 7 (jul. 2016): 839-47. Disponível em: https://www.doi.org/10.1002/pon.4019. Acesso em: 19 out. 2022.
24. Hurley, Daniel B.; Kwon, Paul. "Results of a Study to Increase Savoring the Moment: Differential Impact on Positive and Negative Outcomes." *Journal of Happiness Studies*, v. 13, n. 4 (ago. 2012): 579-88. Disponível em: https://www.doi.org/10.1007/s10902-011-9280-8. Acesso em: 19 out. 2022.

   Smith, Jennifer L.; Bryant Fred B. "The Benefits of Savoring Life: Savoring as a Moderator of the Relationship between Health and Life Satisfaction in Older Adults." *International Journal of Aging and Human Development*, v. 84, n. 1 (dez. 2016): 3-23. Disponível em: https://www.doi.org/10.1177/0091415016669146. Acesso em: 19 out. 2022.

25. Fritz, Charlotte; Taylor, Morgan R. "Taking in the Good: How to Facilitate Savoring in Work Organizations." *Business Horizons*, v. 65, n. 2 (mar.-abr. 2022): 139-48. Disponível em: https://www.doi.org/10.1016/j.bushor.2021.02.035. Acesso em: 19 out. 2022.
26. Bryant; Veroff, 2017.
27. Bryant; Veroff, 2017.
28. Bryant; Veroff, 2017.
29. Fritz; Taylor, 2022.
30. Chun, HaeEun Helen; Diehl, Kristin; MacInnis, Deborah J. "Savoring an Upcoming Experience Affects Ongoing and Remembered Consumption Enjoyment." *Journal of Marketing*, v. 81, n. 3 (maio 2017): 96-110. Disponível em: https://www.doi.org/10.1509/jm.15.0267. Acesso em: 19 out. 2022.

Capítulo 5: Graus de estimulação

1. "YouTube: Hours of Video Uploaded Every Minute 2019." *Statista*, maio 2019. Disponível em: https://www.statista.com/statistics/259477/hours-of-video-uploaded-to-youtube-every-minute. Acesso em: 19 out. 2022.
2. "The Top 500 Sites on the Web." *Alexa*, [s/d]. Disponível em: https://www.alexa.com/topsites. Acesso em: 19 out. 2022.
3. "YouTube for Press." *YouTube*, [s/d]. Disponível em: https://www.youtube.com/intl/en-GB/about/press. Acesso em: 19 out. 2022.
4. "Most Popular Social Networks Worldwide as of April 2021, Ranked by Number of Active Users." *Statista*, abr. 2021. Disponível em: https://www.statista.com/statistics/272014/global-social-networks-ranked-by-number-of-users. Acesso em: 19 out. 2022.
5. "How Long Will Google's Magic Last?" *The Economist*, 2 dez. 2010. Disponível em: https://www.economist.com/business/2010/12/02/how-long-will-googles-magic-last. Acesso em: 19 out. 2022.
6. "Facebook's Annual Revenue from 2009 to 2020, by Segment." *Statista*, jan. 2021. Disponível em: https://www.statista.com/statistics/267031/facebooks-annual-revenue-by-segment/. Acesso em: 19 out. 2022.
7. Perrin, Nicole. "Facebook-Google Duopoly Won't Crack This Year." *Insider Intelligence*, 4 nov. 2019. Disponível em: https://www.insiderintelligence.com/content/facebook-google-duopoly-won-t-crack-this-year. Acesso em: 19 out. 2022.
8. Bryan, Chloe. "Instagram Lets You See What It Thinks You Like, and the Results Are Bizarre." *Mashable*, 5 jun. 2019. Disponível em: https://mashable.com/article/instagram-ads-twitter-game. Acesso em: 19 out. 2022.
9. Brooks, Mike. "The Seductive Pull of Screens That You Might Not Know About." *Psychology Today*, 17 out. 2018. Disponível em: https://www.psychologytoday.com/ca/blog/tech-happy-life/201810/the-seductive-pull-screens-you-might-not-know-about. Acesso em: 19 out. 2022.
10. Lieberman, Dan, entrevista com Chris Bailey, 8 jan. 2021.
11. Caligiore, Daniele; et al. "Dysfunctions of the Basal Ganglia-Cerebellar-Thalamo-Cortical System Produce Motor Tics in Tourette Syndrome." *PLOS Computational Biology*, v. 13,

n. 3 (30 mar. 2017). Disponível em: https://www.doi.org/10.1371/journal.pcbi.1005395. Acesso em: 19 out. 2022.

Davis, K. L.; et al. "Dopamine in Schizophrenia: A Review and Reconceptualization." *American Journal of Psychiatry*, v. 148, n. 11 (nov. 1991): 1474-86. Disponível em: https://www.doi.org/10.1176/ajp.148.11.1474. Acesso em: 19 out. 2022.

Gold, Mark S.; et al. "Low Dopamine Function in Attention Deficit/Hyperactivity Disorder: Should Genotyping Signify Early Diagnosis in Children?" *Postgraduate Medicine*, v. 126, n. 1 (2014): 153-77. Disponível em: https://www.doi.org/10.3810/pgm.2014.01.2735. Acesso em: 19 out. 2022.

Ashok, A. H.; et al. "The Dopamine Hypothesis of Bipolar Affective Disorder: The State of the Art and Implications for Treatment." *Molecular Psychiatry*, v. 22, n. 5 (maio 2017): 666-79. Disponível em: https://www.doi.org/10.1038/mp.2017.16. Acesso em: 19 out. 2022.

Walton, E.; et al. "Exploration of Shared Genetic Architecture between Subcortical Brain Volumes and Anorexia Nervosa." *Molecular Neurobiology*, v. 56, n. 7 (jul. 2019): 5146-56. Disponível em: https://www.doi.org/10.1007/s12035-018-1439-4. Acesso em: 19 out. 2022.

Xu, Tian; et al. "Ultrasonic Stimulation of the Brain to Enhance the Release of Dopamine – A Potential Novel Treatment for Parkinson's Disease." "4th Meeting of the Asia-Oceania Sonochemical Society (AOSS 2019)." Ed. Jun-Jie Zhu e Xiaoge Wu. Edição especial, *Ultrasonics Sonochemistry*, v. 63 (maio 2020): 104955. Disponível em: https://www.doi.org/10.1016/j.ultsonch.2019.104955. Acesso em: 19 out. 2022.

Tost, Heike, Tajvar Alam, e Andreas Meyer-Lindenberg. "Dopamine and Psychosis: Theory, Pathomechanisms and Intermediate Phenotypes." *Neuroscience and Biobehavioral Reviews*, v. 34, n. 5 (abr. 2010): 689-700. Disponível em: https://www.doi.org/10.1016/j.neubiorev.2009.06.005. Acesso em: 19 out. 2022.

12. Wilson, Gary. *Your Brain on Porn*: Internet Pornography and the Emerging Science of Addiction. Margate: Commonwealth, 2015.
13. Wilson, 2015.
14. Zillmann, Dolf; Bryant, Jennings. "Pornography's Impact on Sexual Satisfaction." *Journal of Applied Social Psychology*, v. 18, n. 5 (abr. 1988): 438-53. Disponível em: https://www.doi.org/10.1111/j.1559-1816.1988.tb00027.x. Acesso em: 19 out. 2022.
15. Wilson, 2015.
16. Steinberg, Elizabeth E.; et al. "A Causal Link between Prediction Errors, Dopamine Neurons and Learning." *Nature Neuroscience*, v. 16, n. 7 (jul. 2013): 966-73. Disponível em: https://www.doi.org/10.1038/nn.3413. Acesso em: 19 out. 2022.
17. Robinson, Brent M.; Elias, Lorin J. "Novel Stimuli Are Negative Stimuli: Evidence That Negative Affect Is Reduced in the Mere Exposure Effect." *Perceptual and Motor Skills*, v. 100, n. 2 (abr. 2005): 365-72. Disponível em: https://www.doi.org/10.2466/pms.100.2.365-372. Acesso em: 19 out. 2022.
18. Robinson; Elias, 2005, p. 365-72.
19. Fiorillo, Christopher D., Tobler, Philippe N.; Wolfram Schultz. "Discrete Coding of Reward Probability and Uncertainty by Dopamine Neurons." *Science*, v. 299, n. 5614

(2003): 1898-1902. Disponível em: https://www.doi.org/10.1126/science.1077349. Acesso em: 19 out. 2022.
20. Clear, James. *Atomic Habits:* An Easy & Proven Way to Build Good Habits & Break Bad Ones. New York: Avery, 2018.
21. Moccia, Lorenzo; Mazza, Marianna; Nicola, Marco Di; Janiri, Luigi. "The Experience of Pleasure: A Perspective between Neuroscience and Psychoanalysis." *Frontiers in Human Neuroscience*, v. 12 (set. 2018): 359. Disponível em: https://doi.org/10.3389/fnhum.2018.00359. Acesso em: 19 out. 2022.
22. García, Héctor; Miralles, Francesc. *Ikigai:* The Japanese Secret to a Long and Happy Life. New York: Penguin Books, 2017.

Capítulo 6: Jejum de estímulos

1. Breuning, Loretta Graziano. *Habits of a Happy Brain:* Retrain Your Brain to Boost Your Serotonin, Dopamine, Oxytocin, & Endorphin Levels. Avon: Adams Media, 2016.
2. Emmons, Henry. *The Chemistry of Calm:* A Powerful, Drug-Free Plan to Quiet Your Fears and Overcome Your Anxiety. New York: Touchstone, 2011.
3. Killingsworth, Matthew A.; Gilbert, Daniel T. "A Wandering Mind Is an Unhappy Mind". *Science*, v. 330, n. 6.006 (12 nov. 2010), p. 932. Disponível em: https://www.doi.org/10.1126/science.1192439. Acesso em: 19 out. 2022.
4. Lieberman, Daniel Z.; Long, Michael E. *The Molecule of More:* How a Single Chemical in Your Brain Drives Love, Sex, and Creativity – and Will Determine the Fate of the Human Race. Dallas: BenBella Books, 2019.
5. Soroka, Stuart; McAdams, Stephen. "News, Politics, and Negativity". *Political Communication*, v. 32, n. 1 (2015), p. 1-22. Disponível em: https://www.doi.org/10.1080/10584609.2014.881942. Acesso em: 19 out. 2022.
6. Erisen, Elif. "Negativity in Democratic Politics. By Stuart N. Soroka. (Cambridge University Press, 2014)" (review). *Journal of Politics*, v. 77, n. 2 (abr. 2015), p. e9- 10. Disponível em: https://www.doi.org/10.1086/680144. Acesso em: 19 out. 2022.
7. Mrug, Sylvie, Madan, Anjana; Cook III, Edwin W.; Wright, Rex A. "Emotional and Physiological Desensitization to Real-Life and Movie Violence". *Journal of Youth and Adolescence*, v. 44, n. 5 (maio 2015), p. 1.092-108. Disponível em: https://doi.org/10.1007/s10964-014-0202-z. Acesso em: 19 out. 2022.
8. Smith, Jennifer L.; Bryant, Fred B. "Savoring and Well-Being: Mapping the Cognitive-Emotional Terrain of the Happy Mind". In: *The Happy Mind:* Cognitive Contributions to Well-Being, p. 139-56. Cham: Springer International, 2017.
9. Smith; Bryant, 2017.
10. Kane, Colleen. "Homes of Billionaires: Warren Buffett". CNBC, 26 jul. 2012. Disponível em: https://www.cnbc.com/2012/07/26/Homes-of-Billionaires. Acesso em: 19 out. 2022.
    Warren-Buffett.html; Gates, Bill; Gates, Melinda. "Warren Buffett's Best Investment". *GatesNotes*, 14 fev. 2017. Disponível em: https://www.gatesnotes.com/2017-Annual-Letter. Acesso em: 19 out. 2022.

11. Blakemore, Sarah-Jayne. "The Social Brain in Adolescence". *Nature Reviews Neuroscience*, v. 9, n. 4 (abr. 2008), p. 267-77. Disponível em: https://www.doi.org/10.1038/nrn2353. Acesso em: 19 out. 2022.
12. Robson, David. "A Brief History of the Brain". *New Scientist*, 21 set. 2011. Disponível em: https://www.newscientist.com/article/mg21128311-800-a-brief-history-of-the-brain. Acesso em: 19 out. 2022.
13. Lieberman, Daniel E. *The Story of the Human Body:* Evolution, Health, and Disease. New York: Vintage Books, 2014.

Capítulo 7: Prefira o analógico

1. "Covid-19: Screen Time Spikes to over 13 Hours per Day according to Eyesafe Nielsen Estimates". *Eyesafe*, 28 mar. 2020. Disponível em: https://eyesafe.com/covid-19-screen-time-spike-to-over-13-hours-per-day. Acesso em: 19 out. 2022.
2. *Eyesafe*, 2020.
3. Bailey, Chris. *Hiperfoco*: Como trabalhar menos e render mais. São Paulo: Benvirá, 2019.
4. Lieberman, Daniel E. *The Story of the Human Body:* Evolution, Health, and Disease. New York: Vintage Books, 2014.
5. Althoff, Tim; et al. "Large-Scale Physical Activity Dataveal Worldwide Activity Inequality". *Nature*, v. 547, n. 7.663 (20 jul. 2017), p. 336-39. Disponível em: https://www.doi.org/10.1038/nature23018. Acesso em: 19 out. 2022.
6. Tudor-Locke, Catrine; Bassett Jr., David R. "How Many Steps/Day Are Enough?: Preliminary Pedometer Indices for Public Health". *Sports Medicine*, v. 34, n. 1 (jan. 2004), p. 1-8. Disponível em: https://www.doi.org/10.2165/00007256-200434010-00001. Acesso em: 19 out. 2022.
7. Laskowski, Edward R. "How Much Should the Average Adult Exercise Every Day?". *Mayo Clinic*, 27 abr. 2019. Disponível em: https://www.mayo clinic.org/healthy-lifestyle/fitness/expert-answers/exercise/faq-20057916. Acesso em: 19 out. 2022.
8. McGonigal, Kelly. *The Joy of Movement*: How Exercise Helps Us Find Happiness, Hope, Connection, and Courage. New York: Avery, 2021.
9. Bailey, Chris. "Want to Become Happier? Get Moving!". *A Life of Productivity*, 16 jun. 2020. Disponível em: https://alifeofproductivity.com/want-to-become-happier-get-moving. Acesso em: 19 out. 2022.
10. Bailey, 2020.
11. Bailey, 2020.
12. Bailey, 2020.
13. Birak, Christine; Cuttler, Marcy. "Why Loneliness Can Be as Unhealthy as Smoking 15 Cigarettes a Day". *CBC News*, 17 ago. 2017. Disponível em: https://www.cbc.ca/news/health/loneliness-public-health- psychologist-1.4249637. Acesso em: 19 out. 2022.
14. Ducharme, Jamie. "Why Spending Time with Friends Is One of the Best Things You Can Do for Your Health". *Time*, 25 jun. 2019. Disponível em: https://time.com/5609508/social-support-health-benefits. Acesso em: 19 out. 2022.

15. Holt-Lunstad, Julianne et al. "Loneliness and Social Isolation as Risk Factors for Mortality: A Meta-analytic Review". *Perspectives on Psychological Science*, v. 10, n. 2 (mar. 2015), p. 227-37. Disponível em: https://www.doi.org/10.1177/1745691614568352. Acesso em: 19 out. 2022.
16. Zaki, Jamil. "'Self-Care' Isn't the Fix for Late-Pandemic Malaise". *The Atlantic*, 21 out. 2021. Disponível em: https://www.theatlantic.com/ideas/archive/2021/10/other-care-self-care/620441. Acesso em: 19 out. 2022.
17. Harte, Jane L.; Eifert, Georg H.; Smith, Roger. "The Effects of Running and Meditation on Beta-Endorphin, Corticotropin-Releasing Hormone and Cortisol in Plasma, and on Mood". *Biological Psychology*, v. 40, n. 3 (jun. 1995), p. 251-65. Disponível em: https://www.doi.org/10.1016/0301-0511(95)05118-t. Acesso em: 19 out. 2022.
18. Howland, Robert H. "Vagus Nerve Stimulation". *Current Behavioral Neuroscience Reports*, v. 1, n. 2 (jun. 2014), p. 64-73. Disponível em: https://www.doi.org/10.1007/s40473-014-0010-5. Acesso em: 19 out. 2022.

    Baenninger, Ronald. "On Yawning and Its Functions". *Psychonomic Bulletin & Review*, v. 4, n. 2 (jun. 1997), p. 198-207. Disponível em: https://www.doi.org/10.3758/BF03209394. Acesso em: 19 out. 2022.

    Wile, Alfred L.; Doan, Brandon K.; Brothers, Michael D.; Zupan, Michael F. "Effects of Sports Vision Training on Visual Skill Performance: 2189 Board #160 May 30 9:00 AM -10:30 AM". *Medicine & Science in Sports & Exercise*, v. 40, n. 5 (maio 2008), p. S399. Disponível em: https://www.doi.org/10.1249/01.mss.0000322701.18207.3b. Acesso em: 19 out. 2022.
19. Vgontzas, Alexandros N.; et al. "Chronic Insomnia Is Associated with Nyctohemeral Activation of the Hypothalamic-Pituitary-Adrenal Axis: Clinical Implications". *Journal of Clinical Endocrinology & Metabolism*, v. 86, n. 8 (ago. 2001), p. 3.787-94. Disponível em: https://www.doi.org/10.1210/jcem.86.8.7778. Acesso em: 19 out. 2022.
20. Garrett, Bridgette E.; Griffiths, Roland R. "The Role of Dopamine in the Behavioral Effects of Caffeine in Animals and Humans". *Pharmacology, Biochemistry e Behavior*, v. 57, n. 3 (jul. 1997), p. 533-41. Disponível em: https://www.doi.org/10.1016/s0091-3057(96)00435-2. Acesso em: 19 out. 2022.
21. Lovallo, William R.; et al. "Caffeine Stimulation of Cortisol Secretion across the Waking Hours in Relation to Caffeine Intake Levels". *Psychosomatic Medicine*, v. 67, n. 5 (set. 2005), p. 734-39. Disponível em: https://www.doi.org/10.1097/01.psy.0000181270.20036.06. Acesso em: 19 out. 2022.

    Lane, J. D.; et al. "Caffeine Effects on Cardiovascular and Neuroendocrine Responses to Acute Psychosocial Stress and Their Relationship to Level of Habitual Caffeine Consumption". *Psychosomatic Medicine*, v. 52, n. 3 (maio 1990), p. 320-36. Disponível em: https://www.doi.org/10.1097/00006842-199005000-00006. Acesso em: 19 out. 2022.
22. Hughes, R. N. "Drugs Which Induce Anxiety: Caffeine". *New Zealand Journal of Psychology*, v. 25, n. 1 (jun. 1996), p. 36-42.
23. "Caffeine Chart". *Center for Science in the Public Interest*, [s/d]. Disponível em: https://cspinet.org/eating-healthy/ingredients-of-concern/caffeine-chart. Acesso em: 19 out. 2022.

24. Mehta, Foram. "What You Should Know about L-Theanine". *Healthline*, 20 jan. 2021. Disponível em: https://www.healthline.com/health/l-theanine. Acesso em: 19 out. 2022.
25. National Institute on Alcohol Abuse and Alcoholism. "Alcohol Facts and Statistics". *National Institute on Alcohol Abuse and Alcoholism*, [s/d]. Disponível em: https://www.niaaa.nih.gov/publications/brochures-and-fact-sheets/alcohol-facts-and-statistics. Acesso em: 19 out. 2022.
26. National Institute on Alcohol Abuse and Alcoholism, s/d.
27. National Institute on Alcohol Abuse and Alcoholism, s/d.
28. Stiehl, Christina. "Hangover Anxiety: Why You Get 'Hangxiety' after a Night of Drinking". *Self*, 1º jan. 2021. Disponível em: https://www.self.com/story/hangoveranxiety. Acesso em: 19 out. 2022.
29. Banerjee, Niladri. "Neurotransmitters in Alcoholism: A Review of Neurobiological and Genetic Studies". *Indian Journal of Human Genetics*, v. 20, n. 1 (2014), p. 20-31. Disponível em: https://www.doi.org/10.4103/0971-6866.132750. Acesso em: 19 out. 2022.
30. Banerjee, 2014.
31. Banerjee, 2014.
32. Banerjee, 2014.
33. Franklin, Carl, Fung, Jason; Ramos, Megan. "Stress and Weight Gain". *The Obesity Code Podcast*, 13 dez. 2017. 48min05. Disponível em: https://podcasts.apple.com/us/podcast/stress-and-weight-gain/id1578520037?i=1000530185283. Acesso em: 19 out. 2022.
34. Timonen, M.; et al. "Depressive Symptoms and Insulin Resistance in Young Adult Males: Results from the Northern Finland 1966 Birth Cohort". *Molecular Psychiatry*, v. 11, n. 10 (out. 2006), p. 929-33. Disponível em: https://www.doi.org/10.1038/sj.mp.4001838. Acesso em: 19 out. 2022.
35. Dallman, Mary F. "Stress-Induced Obesity and the Emotional Nervous System". *Trends in Endocrinology & Metabolism*, v. 21, n. 3 (mar. 2010), p. 159-65. Disponível em: https://www.doi.org/10.1016/j.tem.2009.10.004. Acesso em: 19 out. 2022.
36. Kershaw, Erin E.; Flier, Jeffrey S. "Adipose Tissue as an Endocrine Organ". *Journal of Clinical Endocrinology & Metabolism*, v. 89, n. 6 (jun. 2004), p. 2.548-56. Disponível em: https://www.doi.org/10.1210/jc.2004-0395. Acesso em: 19 out. 2022.
37. Dallman, 2010.
38. Berridge, Kent C.; Robinson, Terry E. "What Is the Role of Dopamine in Reward: Hedonic Impact, Reward Learning, or Incentive Salience?". *Brain Research Reviews*, v. 28, n. 3 (dez. 1998), p. 309-69. Disponível em: https://www.doi.org/10.1016/s0165-0173(98)00019-8. Acesso em: 19 out. 2022.
39. Emmons, Henry. *The Chemistry of Calm*: A Powerful, Drug-Free Plan to Quiet Your Fears and Overcome Your Anxiety. New York: Touchstone, 2011.

Capítulo 8: Serenidade e produtividade

1. Dwyer, Karen Kangas; Davidson, Marlina M. "Is Public Speaking Really More Feared Than Death?". *Communication Research Reports*, v. 29, n. 2 (2012), p. 99-107. Disponível em: https://www.doi.org/10.1080/08824096.2012.667772. Acesso em: 19 out. 2022.

2. Cowan, Nelson. "Working Memory Underpins Cognitive Development, Learning e Education". *Educational Psychology Review*, v. 26, n. 2 (jun. 2014), p. 197-223. Disponível em: https://www.doi.org/10.1007/s10648-013-9246-y. Acesso em: 19 out. 2022.
3. Moran, Tim P. "Anxiety and Working Memory Capacity: A Meta-analysis and Narrative Review". *Psychological Bulletin*, v. 142, n. 8 (ago. 2016), p. 831-64. Disponível em: https://www.doi.org/10.1037/bul0000051. Acesso em: 19 out. 2022.
4. Moran, 2016.
5. Esta medida foi adaptada por mim a partir de um artigo de Moran, "Anxiety and Working Memory Capacity: A Meta-analysis and Narrative Review". Em sua análise, Moran calcula a medida em que a ansiedade encolhe a capacidade de memória operacional, porém o resultado é dado em desvios-padrão. Para transformar o valor obtido por ele em uma medida de correlação simples, converti o desvio-padrão para o d de Cohen (com base em Hedges e Olkin, 1985) a fim de estimar a correlação associada ao tamanho de efeito original (utilizando Rosenthal, 1984). Assim obtive o resultado: 16,47%. Entrei em contato com Moran para confirmar que havia interpretado corretamente os seus resultados, e ele chegou aos mesmos números. É difícil dar a dimensão do quão conflitantes são as pesquisas sobre os efeitos da ansiedade na capacidade de memória operacional – o que torna o trabalho de Moran ainda mais relevante. É a melhor referência que encontrei entre as que analisam o tanto que a ansiedade afeta a capacidade de memória operacional.
6. Moran, Tim, entrevistado por Chris Bailey, 10 jun. 2021.
7. Eysenck, Michael W.; et al. "Anxiety and Cognitive Performance: Attentional Control Theory". *Emotion*, v. 7, n. 2 (maio 2007), p. 336-53. Disponível em: https://www.doi.org/10.1037/1528-3542.7.2.336. Acesso em: 19 out. 2022.
8. Chai, Wen Jia; Hamid, Aini Ismafairus Abd; Abdullah, Jafri Malin. "Working Memory from the Psychological and Neurosciences Perspectives: A Review". *Frontiers in Psychology*, v. 9 (mar. 2018), p. 401. Disponível em: https://www.doi.org/10.3389/fpsyg.2018.00401. Acesso em: 19 out. 2022.

   Lukasik, Karolina M.; et al. "The Relationship of Anxiety and Stress with Working Memory Performance in a Large Non-depressed Sample". *Frontiers in Psychology*, v. 10 (jan. 2019), p. 4. Disponível em: https://www.doi.org/10.3389/fpsyg.2019.00004. Acesso em: 19 out. 2022.
9. Azarian, Bobby. "How Anxiety Warps Your Perception". *BBC*, 29 set. 2016. Disponível em: https://www.bbc.com/future/article/20160928-how-anxiety-warps-your-perception. Acesso em: 19 out. 2022.
10. Baddeley, A. D. "A Zeigarnik-like Effect in the Recall of Anagram Solutions". *Quarterly Journal of Experimental Psychology*, v. 15, n. 1 (mar. 1963), p. 63-64. Disponível em: https://www.doi.org/10.1080/17470216308416553. Acesso em: 19 out. 2022.

Capítulo 9: Aqui reside a serenidade

1. Black, Nicola; et al. "Cannabinoids for the Treatment of Mental Disorders and Symptoms of Mental Disorders: A SysHowTo_tematic Review and Meta-analysis". *The*

Lancet: Psychiatry, v. 6, n. 12 (dez. 2019), p. 995-1.010. Disponível em: https://www.doi.org/10.1016/S2215-0366(19)30401-8. Acesso em: 19 out. 2022.
2. Black; et al., 2019.
3. "Coronavirus Declared Global Health Emergency by WHO". *BBC News*, 31 jan. 2020. Disponível em: https://www.bbc.com/news/world-51318246. Acesso em: 19 out. 2022.